# MÉMOIRES

POUR SERVIR A L'ÉTUDE

# DES MALADIES DES OVAIRES.

## PREMIER MÉMOIRE.

Corbeil, imp. de Crété.

# MÉMOIRES

POUR SERVIR A L'ÉTUDE DES

# MALADIES DES OVAIRES.

## PREMIER MÉMOIRE

CONTENANT

1° LES CONSIDÉRATIONS ANATOMIQUES ET PHYSIOLOGIQUES ;
2° L'AGÉNÉSIE ET LES VICES DE CONFORMATION DES OVAIRES ;
3° L'INFLAMMATION AIGUE DES OVAIRES (OVARITE AIGUE).

PAR

**ACHILLE CHEREAU,**

Docteur en médecine de la Faculté de Paris, membre de la Société médicale Anglo-Parisienne.

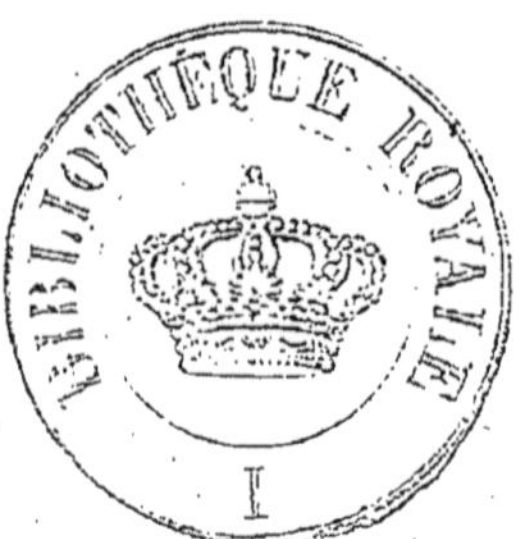


*Propter solum ovarium, mulier est id quod est.*

PARIS,

FORTIN, MASSON ET Cie, LIBRAIRES-ÉDITEURS,

PLACE DE L'ÉCOLE DE MÉDECINE, 1.

MÊME MAISON, CHEZ L. MICHELSEN, A LEIPZIG.

M DCCC XLIV

# A M. MARTIN-SOLON,

Membre de la Légion-d'honneur, médecin de l'hopital Beaujon, membre de l'Académie royale de médecine; professeur agrégé (libre) à la Faculté de médecine de Paris, etc., etc.

*Son respectueux et reconnaissant élève,*

*Achille Chereau.*

## ERRATA.

Page 9, ligne 21 ; au lieu de *lamette*, lisez : *lamelle*.
— 45, — 25 ; lisez : tandis que *chez* les.
— 67, — 24 ; au lieu de *consuunt*, lisez : *confuunt*.
— 90, — 29 ; au lieu de *trompes* nerveuses, lisez : *houppes* nerveuses.
— 96, — 10 ; au lieu de *différent*, lisez : *déférent*.
— 123, — 13 ; au lieu de *nécessaire*, lisez : *inutile*.

# CONSIDÉRATIONS

## ANATOMIQUES ET PHYSIOLOGIQUES.

Dans l'espèce humaine, la grande fonction de la génération a pour instruments deux ordres d'organes bien distincts : les uns, *organes de reproduction*, sont destinés à former, à sécréter les éléments ou *germes* d'un nouvel être ; les autres, *organes de copulation* et de *gestation*, servent à mettre ces éléments en contact, et à les placer dans des conditions favorables à leur évolution ultérieure et à leur développement. Les premiers constituent les *ovaires* chez la femme, les *testicules* chez l'homme ; les seconds sont représentés, dans le sexe mâle, par le pénis, dans la femelle, par le clitoris, le vagin, et la matrice.

Considérés d'une manière générale dans toute la série zoologique, ces deux ordres d'organes diffèrent beaucoup l'un de l'autre sous le rapport de leur importance physiologique : les uns existent constamment, tandis que les autres peuvent manquer en partie ou même entièrement, suivant le *mode* par lequel les germes fournis par la femelle sont vivifiés par le mâle, et selon que ces germes parcourent leur évolution ultérieure dans le sein de la mère ou au dehors.

Quel que soit, en effet, l'être organisé que l'on examine, végétal ou animal, l'on observe toujours (à quelques exceptions près), chez la femelle, un organe de *reproduction*, de *formation*, c'est-à-dire un ovaire, variable à l'infini relativement au volume, au nombre, à la forme, à la situation et à la structure, mais dont le but final est toujours le même, celui de *former*, de *reproduire*, par un acte de sécrétion qui lui est propre, les éléments indispensables à la perpétuation de l'espèce. Le vagin, la matrice, au contraire, sont loin d'exister aussi constamment; ils ne doivent être considérés que comme des parties *annexées* aux ovaires, destinées à *contenir* le germe et à lui donner issue; et s'ils sont nécessaires dans l'espèce humaine et chez tous les mammifères à l'accomplissement de toutes les périodes de l'évolution et de la fécondation du nouvel être, ils ne sont, chez un grand nombre d'animaux, qu'à l'état rudimentaire, ou même ils manquent complétement.

Les ovaires sont donc, sous un rapport, la partie la plus importante des organes de la génération; ils jouent le premier et le principal rôle dans cette fonction, et au lieu de les décrire, conjointement avec les trompes, comme des *dépendances* de la matrice, il est plus rationnel et plus philosophique de dire, au contraire, que ce dernier viscère est *annexé* ou *ajouté* aux ovaires et aux trompes.

Les ovaires sont à la femme ce que les testicules sont à l'homme : ils constituent essentiellement, ou plutôt uniquement, les organes de la reproduction, puisque c'est dans leur sein que naissent et *germent* les *graines* qui, soumises à l'influence de la liqueur sécrétée par les testicules du mâle, donneront naissance à un nouvel individu. Il est impossible de concevoir un appareil génital chez les êtres dont la reproduction est effectuée par le concours de deux sexes, sans un ovaire : celui-ci est, pour me servir des expressions de Meckel, l'*atelier de la génération*. Il est très-commun, au contraire, de voir la matrice manquer, ou plutôt ce viscère n'existe que dans une partie seulement du règne organique.

Les ovaires jouissent d'une vie propre, pour ainsi dire, et indépendante de celle de la matrice; ces deux organes sont, sans doute, liés entre eux et avec les parties externes de la génération, par des sympathies très-étroites, de manière à former un tout, une chaîne, nécessaire à l'accomplissement du vœu de la nature, je veux dire la *conservation de l'espèce;* mais il n'en est pas moins vrai que le développement des premiers n'est point subordonné au développement des seconds; que les ovaires peuvent être et sont souvent malades indépendamment de la matrice, et que les vices de conformations de ce dernier organe ne sont presque jamais accompagnés d'un état anormal congénital des ovaires et des trompes; de sorte que, par exemple, « dans les cas de matrice double les annexes de l'utérus sont toujours dans l'état de simplicité » (1).

Nous reviendrons plus au long sur ces considérations qui grandiront à mesure que nous avancerons dans ce travail. Mais avant toutes choses il est nécessaire de considérer les ovaires sous le rapport purement anatomique, d'indiquer leur forme, leur aspect, leur situation,

(1) M. Cassan, *Recherches sur les cas d'utérus doubles et de superfétation*, Paris, 1826, in-8, pag. 80.

les rapports qu'ils offrent avec les organes circonvoisins et leur structure intime ; et comme ces organes présentent, dans le cours de la vie de la femme, depuis l'enfance jusqu'à la caducité, des variétés *physiologiques* bien tranchées, de volume, d'aspect extérieur, nous choisirons pour type de leur description l'époque où ils ont acquis tout leur développement, où ils jouissent de toute leur énergie, où, enfin, ils sont le plus aptes à remplir les fonctions qui leur sont assignées par la nature. Cette époque, c'est celle de la puberté, c'est-à-dire de douze à quatorze ans, pour nos climats du moins. Nous indiquerons ensuite les différences qu'ils offrent dans l'enfance, et les modifications qu'ils subissent dans la vieillesse.

Les OVAIRES sont deux petits corps ovoïdes, légèrement comprimés d'avant en arrière, sur deux faces opposées, ordinairement du volume d'un petit œuf de pigeon, ou plus exactement d'une grosse fève de marais, appendus pour ainsi dire à la matrice, et placés dans le bord supérieur et dans l'aileron postérieur du ligament large. Dirigés transversalement, ils présentent deux faces et deux extrémités ; la face antérieure est en rapport avec le ligament large ; la postérieure avec le rectum dont elle est séparée par une espèce de cul de sac doublé par le péritoine et rempli de tissu cellulaire lâche. L'extrémité interne est liée avec la partie postérieure et inférieure de l'angle supérieur de la matrice au moyen d'un cordon fibreux, long de deux travers de doigt environ, que les anciens regardaient comme un *canal* destiné à transmettre dans l'utérus la semence qu'ils croyaient être sécrétée par les ovaires; aussi avaient-ils donné à ce cordon le nom de *canal déférent,* par comparaison avec celui qui s'élève des testicules de l'homme. L'extrémité externe des ovaires est dirigée vers l'*embouchure* d'un cordon canaliculé que l'on appelle ordinairement la *trompe*, mais qu'il vaut beaucoup mieux désigner sous le nom d'*oviducte*, tant à cause des fonctions qu'il remplit que par l'analogie exacte qu'il présente avec l'*ovi ductus* des animaux ovipares. Nous en parlerons plus bas.

Quant aux deux bords des ovaires, le supérieur est convexe et libre, tandis que l'inférieur présente cela de particulier, que, semblable à l'un des bords du testicule, il reçoit les vaisseaux qui vont se distribuer à l'organe.

Il importe de bien connaître la situation exacte des ovaires et leurs relations avec les parties voisines. Dans l'état de vacuité de l'utérus, et alors que ce viscère est plongé dans l'excavation du petit bassin, les ovaires, recouverts par le paquet intestinal, sont couchés sur les parties latérales de la matrice, derrière la vessie, et à la partie antérieure du rectum. Mais, par suite de leur mobilité, et de la laxité des cordons qui les attachent à la partie supérieure et latérale de la matrice, les organes que nous étudions ici sont placés de telle manière que dans la plupart des cas, et pour peu qu'ils soient dilatés d'une manière quelconque, ils sont presque toujours accessibles au doigt introduit dans le rectum, qui atteint facilement le côté de l'utérus où l'on peut sentir distinctement l'ovaire gonflé et souvent douloureux.

Lorsque, au contraire, la matrice est dilatée en *totalité*, d'une manière quelconque, soit par un môle, soit par un fœtus, soit par une hypertrophie de tout son tissu, ce viscère s'élève hors de l'excavation du bassin, dans la cavité abdominale, et les ovaires suivent nécessairement ce mouvement en s'appliquant plus immédiatement sur la surface convexe de l'utérus (ce qui est dû au raccourcissement de leurs ligaments), et en devenant ainsi inaccessibles au doigt introduit dans l'anus.

Il faut remarquer, cependant, que l'ascension des ovaires dans le ventre n'est pas en raison directe de celle de la matrice, c'est-à-dire que l'utérus, tout en entraînant avec lui, lorsqu'il est dilaté, les ovaires qui lui sont attachés, parvient à une hauteur relative toujours plus considérable que ces derniers organes; et même, plus le fond de la matrice s'élève hors de l'excavation du petit bassin, plus il s'éloigne des ovaires qui peuvent alors occuper la partie moyenne, ou au moins le tiers supérieur du corps de l'organe. L'on comprendra parfaitement ces phénomènes si l'on se rappelle que l'utérus ne s'élève point dans la cavité abdominale par une *ascension de tout l'organe*, mais bien par une *expansion progressive et générale de toutes ses fibres*, de manière que tout en occupant un espace plus considérable que dans son état de vacuité, ce viscère conserve sa position respective.

Lorsque le volume des ovaires n'est pas augmenté d'une manière assez considérable pour former une tumeur que l'on puisse sentir à travers les parois abdominales, je ne trouve qu'une seule voie par laquelle on puisse apprécier avec quelque exactitude l'état dans lequel se trouvent ces glandes. Cette voie, c'est celle du rectum. Nous verrons plus tard combien un médecin moderne insiste sur l'utilité, et même sur la nécessité de cette exploration qui, dans plusieurs cas d'affections siégeant dans les ovaires, est le seul moyen de parvenir à un diagnostic certain. Il est vrai que chez certaines femmes la menbrane muqueuse du vagin est tellement lâche vers son insertion sur le col de la matrice que le doigt peut, en déprimant le cul de sac qui existe en cet endroit, atteindre l'ovaire; mais cette disposition n'est qu'exceptionnelle, et dans la majorité des cas, il est impossible, par le toucher vaginal, de parvenir jusqu'aux ovaires lorsque ceux-ci n'ont pas augmenté de volume.

En outre, dans les déplacements anormaux de la matrice (abaissement, rétroversion, antéversion, inclinaison, etc.), les rapports des ovaires avec les parties voisines subissent aussi des changements plus ou moins prononcés, et on les a vus engagés dans une espèce de cul de sac, d'entonnoir, formé par la matrice renversée, conjointement avec les trompes et une anse intestinale (1). Il en est de même dans les cas d'épanchements considérables dans la cavité péritonéale, de tumeurs ayant le même siége, etc. Mais, chose très-importante à noter ici, si les déplacements morbides de l'utérus peuvent altérer la situation ordinaire des ovaires, il peut arriver par contre, qu'une affection de ces organes qui a modifié leur volume et surtout leur poids, agisse directement sur la matrice, l'*entraîne* à droite ou à gauche de la ligne médiane, et même la pousse en bas, de manière à donner naissance à une descente de matrice. Il est, comme on doit bien le penser, de la plus haute importance de connaître cette circonstance, et de savoir distinguer un déplacement *essentiel* de l'utérus, d'avec celui qui reconnaîtrait pour cause une affection des ovaires; car l'on ne pourra concevoir des chances de guérison de la première de ces affections, qu'autant que la tumeur ovarienne aura été modifiée d'une ma-

(1) MORGAGNY, *de Caus. et sedib. morb.*, epist. XLV, art. 6.

nière quelconque. Les auteurs rapportent plusieurs méprises de ce genre sur lesquelles nous insisterons avec quelque soin.

D'un grand nombre d'ouvertures nécroscopiques faites par Portal, il résulterait que l'ovaire gauche est fréquemment plus élevé que l'ovaire droit, et cet illustre médecin attribue cette disposition à l'inclinaison de la matrice dans la partie latérale droite du bassin : « Le fond de la matrice, dit-il (1), ne peut s'incliner dans la partie latérale droite du bassin, que l'ovaire qui lui est attaché ne descende ; les positions respectives des deux ovaires changent par deux raisons : la première, parce que l'ovaire droit se précipite dans le bassin ; la seconde, parce que l'ovaire gauche se place un peu plus haut qu'il n'était avant le renversement de la matrice. J'ai ouvert cet hiver le corps de trois femmes, et j'ai trouvé en elles l'ovaire gauche presque de niveau avec la première pièce du sacrum. »

Mes observations cadavériques ne sont pas assez nombreuses pour assurer si cette assertion de Portal est vraie ou non ; mais elle paraît bien fondée, et méritait d'être rapportée ici, surtout lorsqu'on se rappelle que, pendant la grossesse, la matrice s'incline *très-souvent* à droite, *assez rarement* à gauche (2), et qu'elle conserve cette obliquité chez un grand nombre de femmes qui ont eu des enfants.

Le *poids* des ovaires (chez la femme adulte, rappelons-nous-le bien) est variable. De Graaf (3) et Mec-

(1) Lieutaud, *Anatomie historique et pratique*, t. II, pag. 165, note ajoutée par Portal.

(2) Baudelocque, *L'Art des accouchements*, t. I, pag. 151.

(3) *De Mulie. organis*, etc., cap. XII.

kel (1) l'évaluent à un drachme et demi (six grammes); Murat (2) à six ou huit grammes; Burdach (3) à huit grammes. J'ai pesé vingt-deux ovaires qui avaient appartenu à des femmes de vingt à trente-cinq ans; après les avoir débarrassés complétement des ligaments larges et de leurs racines vasculaires, voici les résultats que j'ai obtenus : cinq d'entre eux pesaient cinq grammes soixante centigrammes; dix autres donnèrent six grammes et quelques centigrammes; les sept derniers, enfin, huit grammes.

La surface des ovaires est généralement d'une couleur gris-blanchâtre, ou blanc-bleuâtre. Le plus souvent inégale, et, comme on le dit, cicatrisée, elle présente ici de petits enfoncements linéaires ou radiés, dont le fond contraste parfois, par la couleur, avec le reste de l'organe; là, de petites élevures mamelonnées, variables aussi bien sous le rapport du nombre que sous celui des caractères physiques. Dans la plupart des cas, de même couleur que la surface des ovaires, ces élevures sont quelquefois comme transparentes et circonscrites par une lamette très-fine qui est soulevée par un fluide limpide et jaunâtre; elles ressemblent alors assez bien à des petits kystes séreux, et je me suis assuré que leur paroi extérieure ou superficielle était constituée par la membrane péritonéale qui s'était détachée, dans ce point, de la tunique propre des ovaires, et avait été ainsi soulevée par un fluide épanché entre ces deux membranes. Si je parle ici de ces petits kystes, c'est que je les ai rencontrés tant de fois sur des ovaires qui

(1) *Manuel d'anatomie*, etc., t. III, pag. 599.
(2) *Diction. des Sciences médicales*, t. XXXIX, pag. 2.
(3) *Physiologie* (traduction de M. Jourdan), t. I, pag. 146.

ne paraissaient nullement altérés d'une autre manière, qu'il n'est guère possible d'admettre qu'ils constituent un état pathologique proprement dit. Il pourrait bien se faire, cependant, qu'ils fussent les premiers rudiments de ces vastes kystes qu'il est si commun d'observer sur les ovaires, et qui constituent une variété de l'hydropisie enkystée des ovaires, décrite par les auteurs.

La structure intime des ovaires est la partie la plus remarquable et la plus curieuse de l'histoire de ces organes. Aussi entrerons-nous ici dans quelques détails, tant à cause de l'intérêt physiologique que ce sujet présente, que parce que cette étude pourra répandre quelques lumières sur diverses affections qui sévissent chez la femme, et qui ont pour siége, ou au moins pour point de départ, les organes de la reproduction.

Les ovaires sont composés : 1° d'un tissu propre ; 2° d'une tunique particulière ; 3° d'une lame péritonéale.

La *tunique propre* (tunica albuginea) est bien évidemment fibreuse ; elle ressemble assez exactement à celle du testicule, et représente une coque ferme, résistante, nacrée, qui enveloppe le tissu de l'organe, et envoie dans son intérieur des prolongements celluleux très-fins. Au niveau du bord inférieur de l'ovaire, cette tunique offre une légère dépression en forme de gouttière, et creusée de petits trous qui livrent passage aux vaisseaux nourriciers de l'organe.

La tunique propre des ovaires est recouverte par une lame péritonéale qui ne présente rien de particulier, si ce n'est qu'elle adhère assez fermement à la première, pour qu'il soit impossible de l'en séparer intacte, même par une macération prolongée.

Le *tissu propre* des ovaires ne présente pas le même aspect chez toutes les femmes : souvent compacte et serré, il forme un tout presque homogène, uniforme, dont les surfaces de section ressemblent beaucoup à celles d'un ganglion lymphatique. D'autres fois, et très-souvent, le caractère *fibrilleux* y est bien marqué ; ces fibrilles, entre-croisées dans tous les sens et serrées les unes contre les autres, offrent généralement une couleur blanc-mat ; mais, dans d'autres cas, elles ont une grande analogie avec celles qui constituent le *tela elastica* de Schwan et d'Eulemberg (1), de telle sorte qu'elles se prêtent aux tractions que l'on exerce sur elles, et reviennent sur elles-mêmes par une force qui leur est inhérente. Ce qu'il y a de remarquable, c'est que parfois le tissu d'un même ovaire n'offre point les mêmes caractères physiques dans les différents points que l'on examine, et plusieurs fois j'ai vu cette apparence *presque musculaire* exister dans une partie très-limitée de l'organe, tandis que les autres étaient comme granuleuses, et se rapprochaient du tissu de la parotide ou du pancréas.

Les ovaires seraient-ils donc composés, ainsi que M. Dubreuil est porté à le croire, de ce tissu élastique fibreux, semblable à celui qui entre dans la structure des trompes (oviductes) et de la matrice ? Ce qu'il y a de certain, c'est que divers auteurs, Fleïchman et M. Dubreuil entre autres, ont observé bien manifestement sur des ovaires énormément dilatés, un plan musculaire, un véritable pannicule charnu, dont les fibres, isolées par du tissu cellulaire, semblaient naître de la partie la

(1) *De Tela elastica*, Berlin, 1838.

plus élevée de la tumeur, et se distinguaient facilement par leur couleur rouge, d'avec ce dernier. Il paraît naturel, dit M. Dubreuil, qu'une structure identique réunisse, associe des parties si intimement liées pour l'accomplissement de la même fonction. Répandu dans plusieurs points de l'organisme, le tissu élastique est comme une sorte d'intermédiaire entre le musculaire, le cellulaire et le fibreux. Suivant M. Dutrochet, les propriétés des tissus musculaire et élastique ne seraient que comme deux modifications de l'élasticité qui est le produit d'une action musculaire. Le dernier est placé là où il faut de l'antagonisme, et où l'on ne trouve pas néanmoins de fibres charnues. Dans l'orgasme qui succède à la conception, et pendant la grossesse, les ovaires acquièrent un volume beaucoup plus considérable que celui qui leur est naturel; ils sont rouges et manifestement plus vasculaires. D'ailleurs, chez certains animaux, l'organisation des ovaires est bien évidemment musculaire; dans les grands mammifères, l'on découvre des fibres charnues dans l'épaisseur ou entre les lames du ligament large, et sur les ovaires; les fibres charnues forment, dans la vache, divers faisceaux dont un, plus fort que les autres, s'étend de l'ovaire au col de l'utérus et doit les rapprocher pour une fin quelconque (Cuvier).

Quoi qu'il en soit, le tissu des ovaires, appelé par Von Baër, *stroma*, se résout par la macération, en un nombre infini de fibres qui s'entre-croisent dans toutes les directions, et forment un nombre immense de petites cellules adossées l'une à l'autre, inégales en capacité, et dont un nombre plus ou moins grand, mais toujours très-limité, contient de petites *vésicules* semitransparentes qui vont ici fixer toute notre attention.

Vésale (1) paraît être le premier qui ait découvert et décrit ces vésicules, sans cependant leur assigner le rôle immense qu'on leur fit jouer plus tard dans la génération. Ce grand et en même temps infortuné anatomiste fait seulement remarquer que « les ovaires renferment certaines petites cavités remplies d'un fluide aqueux et limpide qui soulève souvent la tunique de l'organe et fait saillie au dehors. » Quelques années plus tard (en 1562), Fallope décrivit de nouveau ces vésicules; mais il a sur Vésale le grand mérite d'avoir cherché à démontrer que les ovaires n'ont point pour fonction (qu'on leur attribuait alors) de sécréter une semence (*semen*) semblable à celle de l'homme. Voici, du reste, ses propres paroles : « Omnes anatomici uno ore « asserunt in testibus (ovariis) fœminarum semen fieri, « et quod semine referti reperiuntur, quod ego nunquàm videre potui, quamvis non levem operam, ut « hoc cognoscerem adhibuerim : vidi quidem in ipsis « quas dam veluti *vesiculas*, aquâ vel humore aqueo, « alias luteo, alias limpido turgentes, sed nunquàm semen vidi nisi in vasis ipsis spermaticis vel dilatoriis « vocatis (2). »

Les observations de Fallope, répétées plus tard, non-seulement sur la femme, mais encore sur les femelles d'un grand nombre d'animaux mammifères, sur les lapines, les vaches, les brebis, les louves, les cochons d'Inde, les ânesses, etc., furent bientôt confirmées par les travaux de ces illustres anatomistes qui brillèrent

(1) *De Corporis humani fabrica* (édition de Boerhaave), t. I, pag. 459.

(2) Fallope, *Observationes anatomicæ*, Paris, 1562, in-12, pag. 303.

dans le dix-septième siècle : ce furent, pour ne citer que les principaux, Van-Hoorne (qu'il ne faut pas confondre avec le Suédois Van-Horn), Nicolas Sténon, Thomas Bartholin, Malpighi, Régnier de Graaf, Swammerdam, Kerkring, etc. Puis vinrent ensuite le grand Haller, Ruysch, Vallisnery, Santorini, Littre, Bertrandi, et beaucoup d'autres hommes célèbres. Tous virent dans les ovaires de la femme ces vésicules décrites par Fallope, et tous aussi s'accordèrent, depuis Sténon (année 1670), à les regarder comme des *œufs* (*ova*) en tout semblables aux œufs des animaux ovipares, mais qui, au lieu d'être expulsés au dehors peu de temps après la fécondation, et d'*éclore* au dehors, se *greffent* dans le sein même de l'animal, d'où le nouvel être ne sort que lorsqu'il a acquis un développement assez considérable pour vivre par ses propres forces vitales : « Quod enim « est ovarium in oviparis, *dit Van-Hoorne* (1), sunt « testes muliebris, ut pote qui perfecta *ova* in se con- « tinent, humore scatentia, et pellucida propria cir- « cum intacta, qualia adhuc domi asservo inflata. »

Si, après avoir fait une incision sur l'un des bords de l'ovaire d'une jeune femme, on examine les surfaces de section à l'œil nu, ou mieux encore l'œil étant armé d'une simple lentille, l'on ne tarde pas, en effet, à découvrir des petits corps vésiculaires d'un blanc grisâtre, dont le nombre, variable aussi bien que le volume, s'élève ordinairement de quinze à vingt, tantôt plus, tantôt moins. Haller dit que certains auteurs en ont compté jusqu'à cinquante, tandis que lui-même n'en a trouvé quelquefois que deux à six. Rien n'est plus com-

(1) *Anthrop. Ichnograph.*, caput I.

mun, cependant, que d'en rencontrer quinze, vingt, vingt-cinq, et même trente. Il est, du reste, impossible d'établir aucune règle à cet égard; car, parmi ces vésicules, il y en a de si petites qu'elles ne peuvent être accessibles à nos sens qu'au moyen du microscope, tandis que d'autres, qui occupent presque toujours la superficie de l'organe, et qui même y forment un petit mamelon très-sensible, égalent en volume un gros grain de chènevis ou même un petit pois. Je ferai remarquer que, chez les oiseaux, le nombre des vésicules ovariennes, ou autrement dit, les *œufs*, est tellement considérable relativement au stroma, que dans ces animaux, ainsi que dans d'autres classes, l'organe offre une surface mamelonnée ou lobulée, tandis que dans l'espèce humaine, et même chez tous les mammifères, le stroma est beaucoup plus abondant, de sorte que les vésicules se perdent, pour ainsi dire, dans son tissu, et y adhèrent assez fermement, surtout dans le centre de l'organe.

Ces petits corps vésiculeux portent maintenant le nom de *vésicules de Graaf*, bien qu'ils aient été indiqués, comme on l'a vu ci-dessus, avant cet anatomiste, et surtout par Sténon et Van-Hoorne. Mais ce fut Régnier de Graaf, qui, par ses travaux assidus, ses recherches délicates, et ses expériences, indiqua leur véritable rôle, et mit en évidence un fait qui, à vrai dire, n'avait été que *soupçonné* par ses prédécesseurs. Ce physiologiste examina les organes génitaux des lapines à différentes périodes de la conception, afin de connaître les changements qu'ils présenteraient. Trente heures après l'imprégnation, il trouva une petite vésicule élevée et projetée sur la surface de l'ovaire, semblable à un petit mamelon ; au bout de quarante-huit heures cette vésicule avait disparu et avait laissé à sa place une petite cavité. Qu'était-elle devenue? Elle n'avait pu prendre qu'une seule route : les ovaires étaient, à cette époque, exactement embrassés par les extrémités fibrillaires des oviductes. Graaf supposa que la vésicule s'était avancée dans l'utérus au moyen de ce canal ; il chercha à découvrir ses traces en fendant le tube, mais il ne put d'abord y parvenir. Après avoir répété avec une rare patience, ses expériences, il la trouva enfin dans la trompe, près de l'utérus, et, après être descendue dans ce dernier organe, elle y resta et contracta des adhérences avec sa surface interne. De Graaf examina d'autres lapines tous les jours, après qu'elles eurent été imprégnées en même temps, et il vit la vésicule prendre graduellement la forme d'un lapin dont il observa le développement jusqu'à ce qu'il fût parvenu à son entier accroissement (1).

Ces expériences de Graaf firent grande sensation dans le monde médical : elles prouvèrent que l'imprégnation avait pour résultat la séparation d'une vésicule ovarienne, laquelle était saisie par la trompe, traversait ce dernier canal dans toute sa longueur, et tombait dans la matrice, où elle se greffait pour être expulsée ensuite sous la forme d'un animal. Mais il restait à rechercher si l'*embryon* ou *germe* du nouvel être préexiste dans ses vésicules, ou si ces dernières ne sont que le *berceau*, le *nid*, pour ainsi dire, dans lequel viendrait se nicher un germe fourni par le mâle, ainsi que le pensent quelques phy-

(1) Voy. DE GRAAF, *de Mulierum organis*, etc. ; inséré dans la bibliothèque anatomique de Leclerc et Manget, Paris, 1685, t. I.

siologistes ; il fallait, en un mot, prouver si ces vésicules étaient simples, ne constituant qu'un petit sac, qu'un réceptacle, ou bien si elles renfermaient un noyau germinal, un *ovule*, tel qu'on le rencontre dans les œufs des oiseaux, et qui constitue les premiers rudiments du poulet.

Graaf fit bien la remarque que la vésicule qu'il rencontra dans la trompe quarante-huit heures après l'imprégnation, était deux fois moins volumineuse que celle qu'il avait trouvée vingt-quatre heures avant sur la surface de l'ovaire, et cette circonstance le fit bientôt arriver à cette conclusion, que ce n'était point la vésicule ovarienne elle-même qui était descendue dans l'oviducte, mais bien seulement une partie de cette vésicule, et sa partie centrale. De cette observation à la découverte d'un ovule dans la vésicule ovarienne, il n'y avait qu'un pas ; mais il ne paraît pas, d'après la lecture attentive de son beau mémoire, que le physiologiste allemand en ait eu connaissance. Ce ne fut que beaucoup plus tard que Cruickshank et Williams Hunter, puis ensuite MM. Prévost et Dumas, découvrirent l'existence d'un ovule dans la vésicule ovarienne des mammifères, bien que cependant il faille avouer que ces savants ne l'aient décrit qu'avec beaucoup d'hésitation.

Ce n'était pas tout encore : il fallait déterminer si cet ovule existait ou non avant l'imprégnation, s'il était l'*effet* ou une *condition* de la fécondation. L'honneur de cette découverte est dû à M. Plagge (1), quoique Von Baër paraisse vouloir s'en attribuer la priorité dans les mémoires qu'il publia sur ce sujet dans les années 1827 et

(1) *Sur la formation de l'œuf dans l'ovaire avant la fécondation*, Jour. complémentaire des Sciences médicales, t. XV, p. 184, année 1825.

1828, et que M. Coste n'ait pas seulement cité les observations du premier de ces écrivains.

Les recherches de M. Plagge ont été faites particulièrement sur les vaches, chez lesquelles, dit-il, l'ovule se présente sous la forme d'un point de couleur cendrée de la grosseur d'une forte tête d'épingle, et placé sur un des points de la vésicule de Graaf, au centre d'une petite aréole plus ou moins arrondie, formée par le développement d'un réseau vasculaire. Von Baër trouva l'ovule dans l'ovaire d'une chienne *non imprégnée* sous la forme d'un centre opaque, environné d'une petite zone, de même que l'ovule des trompes. Ce savant observateur constata que cet ovule est placé au milieu d'une couche granuleuse, dans la membrane interne de la vésicule de Graaf, exactement comme la *vésicule de Purkinge* est placée dans le *cumulus* de l'œuf ovarien de la poule.

Depuis lors, des hommes du plus grand mérite se sont occupés de ce sujet, et c'est d'après les travaux de MM. Von Baër, G. Valentin, R. Wagner, Warthon Jones, Barry, Coste, que nous allons esquisser très-brièvement l'anatomie si minutieuse de l'*œuf humain*, tel qu'on l'observe chez une femme qui n'a pas été imprégnée, car la description de l'œuf fécondé appartient à l'histoire de la génération, et nous n'avons pas à nous en occuper ici.

Chez les oiseaux, disent MM. Warton Jones (1) et Barry (2), le premier rudiment d'un œuf est une gouttelette d'un fluide albumineux transparent sécrétée par la surface interne des petites cavités creusées dans le tissu de l'ovaire, appelé, comme nous l'avons déjà dit, *stroma*,

(1) *On the first changes of the ova of the mammifera*, Voy. Philosophical transactions, année 1837, pag. 339.

(2) *Researches in embryology*, Philos. trans., année 1838, pag. 301.

par Von Baër. Cette gouttelette fluide s'épaissit à sa surface, et forme ainsi une membrane albumineuse qui établit une limite entre le fluide interne et les parois de la vacuole qui contient ce dernier, de sorte que l'*œuf ovarien* des oiseaux consiste en une *sphère fluide et sa membrane* entourée par une *coque fluide et sa membrane.* La plus interne de ces parties, c'est-à-dire la *sphère fluide et sa membrane,* est appelée *vésicule de Purkinge,* du nom de l'auteur qui en a parlé le premier ; la *coque fluide* est appelée *vitellus* ou *jaune,* et sa *membrane, membrane vitelline, membrane corticale,* ou *chorion* par différents auteurs. De plus, sur un des points de la vésicule germinale, Wagner (1) a observé une *tache* ronde et opaque à laquelle il a donné le nom de *macula germinativa,* puis ensuite celui de *stratum germinativum,* à cause des nombreux granules, aplatis, extrêmement petits et fortement agglutinés entre eux, dont cette tache est formée.

Maintenant, si l'on compare la *vésicule de Graaf* à l'*œuf ovarien* des oiseaux, tel que nous venons de le décrire, l'on trouvera entre ces deux parties l'identité la plus frappante, sauf quelques différences que Valentin s'est surtout attaché à faire ressortir (2).

De même que l'œuf ovarien des oiseaux, la vésicule de Graaf est un produit du stroma de l'ovaire qui l'entoure, et qui forme sa capsule ou enveloppe. Le stroma éprouve des modifications par suite même du produit de sa sécrétion, — le fluide de la vésicule, — et subit des changements tels que la capsule qu'il forme n'est pas

(1) *Prodromus historiæ generationis hominis,* etc., Berlin, 1835, in-8.

(2) *Handbuch der Entwichlungs geschichte des Munschen,* Berlin, in-8, 1835.

composée à toutes les périodes des mêmes éléments. La capsule est formée par le stroma seul lorsque l'œuf est encore à l'état fluide : il se développe alors graduellement une membrane que le docteur Barry appelle *ovisac;* puis à celui-ci succède une nouvelle tunique vasculaire, laquelle, suivant Von Baër, présente les caractères des membranes muqueuses, et est elle-même circonscrite par une autre lamelle celluleuse que l'on ne sépare du stroma que par la macération. Enfin, l'*ovisac* de M. Barry est parsemé à sa surface interne d'un nombre considérable de petites granulations, dont l'ensemble a reçu le nom de *membrane granuleuse*, que lui a donné Von Baër.

A cette époque de son développement une vésicule de Graaf est donc formée d'une *capsule*, et d'un *follicule* concentriques l'un à l'autre. La première (la capsule) est composée : 1° d'une membrane externe que l'on ne sépare du stroma que par la macération ; 2° d'une membrane interne, plus vasculaire. Les parties que contient cette capsule (et qui constituent le follicule) sont : 1° l'*ovisac* de M. Barry, ou *membrane folliculi* de Valentin ; 2° la membrane granuleuse de Baër ; 3° l'*ovule* entouré d'un fluide jaunâtre.

C'est alors, suivant M. Barry, que surviennent quelques changements très-curieux à observer, et qui ont surtout pour point de départ les granulations qui nagent dans le fluide qui entoure l'ovule. Aussi notre auteur décrit-il ces granulations avec la plus grande minutie : elles sont ellipsoïdes, généralement aplaties, quelquefois presque rondes ; elles présentent plus ou moins distinctement un noyau, ou parfois, plusieurs noyaux, dans leur centre ; elles sont excessivement transparentes, souvent ponctuées et très-solubles dans l'eau. Outre qu'elles servent à former la membrane granuleuse dont nous avons parlé, ces granulations donnent encore naissance à deux autres lamelles, que M. Barry nomme, l'une *tunica granulosa,* l'autre *tunica retinacula*, concentriques l'une à l'autre, la première étant la plus externe, la seconde établissant entre la membrane granuleuse et la *tunica granulosa,* une connexion au moyen de bandes particulières. Un des usages de ces bandes ou cordes, est de suspendre l'ovule et de le maintenir dans sa position au milieu des fluides de la vésicule de Graaf; l'ovule est ensuite amené à la surface de cette dernière par des changements ultérieurs que subissent ces parties : les cordes granuleuses disparaissent sur un des côtés de la *tunica retinacula,* tandis que celles de l'autre côté se raccourcissent jusqu'à ce que l'œuf soit parvenu à la superficie de la vésicule. Mais ce qui est surtout remarquable, c'est que la partie particulière de la vésicule vers laquelle l'ovule est entraîné est toujours tournée vers la surface externe de l'ovaire (Barry).

L'on voit, d'après cet exposé succinct, que les éléments qui entrent dans la composition d'une vésicule de Graaf ne se forment que graduellement les unes après les autres, et toujours de dedans au dehors, du centre à la circonférence; qu'en un mot, c'est la *vésicule germinale*, l'*ovule* proprement dit, qui est sécrété le premier par le stroma de l'ovaire, et qu'il en est la partie la plus primitive (Burdach, Baër, Wagner). En effet, d'une part la vésicule de Graaf présente un volume relatif d'autant plus considérable que l'œuf ovarien approche davantage de sa parfaite maturité ; et, d'une autre part, Wagner a observé que chez les insectes, les vésicules germinales et leurs taches sont les premières parties visibles dans les ovaires tubuleux de ces êtres. Enfin, M. Barry a pu décrire, chez la lapine, les faits observés par Wagner dans les insectes, et y découvrir des vésicules germinales, des *ovules* entièrement *isolés,* ou du moins, recouverts seulement par le tissu propre des ovaires, par le stroma.

L'on rencontre souvent, enchâssée dans le tissu même des ovaires, une substance particulière, d'une couleur jaunâtre, tirant un peu sur le rouge, et qui, pénétrant plus ou moins profondément dans l'organe, offre une de ses faces à la superficie de ce dernier, et varie en largeur depuis un millimètre jusqu'à quatre, cinq, six, et même sept millimètres. Cette substance, ce corps particulier, est connu depuis longtemps sous le nom de *corpus luteum*, sur l'origine duquel les physiologistes ont exercé toute leur sagacité, le considérant tour à tour comme un effet, ou comme une condition de la fécondation. Il n'entre point dans notre sujet de discuter cette question qui fait essentiellement partie de l'histoire de la génération. Mais les ovaires étant assez souvent le siége d'épanchements apoplectiformes, de tubercules, de masses stéatomateuses, etc., que l'on pourrait confondre avec les *corpora lutea,* il est nécessaire de rappeler que ces derniers présentent toujours : 1° une enveloppe externe distincte qui est en contact et unie au stroma de l'ovaire, mais que l'on peut séparer intacte; 2° une substance solide, d'un aspect charnu, rouge ou jaunâtre, divisée en un plus ou moins grand nombre de lobules; 3° une membrane interne qui n'est que l'ovisac de Von Baër; 4° un dépôt central de matière granuleuse ou autre.

Le corps jaune est, en effet, invariablement interposé entre la membrane externe ou vasculaire de la vésicule de Graaf (*voyez* ci-dessus), et la membrane interne ou non-vasculaire, c'est-à-dire l'ovisac qui est toujours plus ou moins épaissi. Le *corpus luteum* se forme de la manière suivante : une fois parvenue à une parfaite maturité, une vésicule ovarienne se rompt et laisse échapper l'ovule qu'elle renferme dans son centre, et qui, saisi par l'oviducte, parcourt ce canal et tombe dans la matrice. Mais les tuniques qui enveloppent la vésicule germinale, l'ovule proprement dit, et que nous avons énumérées plus haut, ne se déchirent pas toutes, mais bien seulement les deux membranes externes, c'est-à-dire la *capsule*, tandis que les parties que cette dernière renferme, et qui constituent le *follicule*, restent intactes, et sont expulsées *ensemble* de l'ovaire. En d'autres termes, la capsule faisant partie constituante de l'ovaire, n'accompagne point l'ovule dans sa marche à travers la filière des organes génitaux, tandis que le follicule appartenant à l'ovule n'abandonne point ce dernier, et l'accompagne dans tous ses développements ultérieurs.

Or, le follicule, après avoir été expulsé de l'ovaire, laisse à sa place une petite cavité tapissée par les deux membranes de la capsule qui adhère fermement au stroma; cette petite cavité se remplit d'un fluide composé, et du sang que la déchirure de la capsule a fait épancher, et d'une matière jaune renfermée entre les lamelles qui recouvrent le stroma, et entre la capsule et le follicule. Peu à peu le caillot sanguin est résorbé, la petite cavité se resserre, ses parois se rapprochent, et il reste un petit mamelon jaunâtre (*corpus luteum*) d'une texture comme glanduleuse et très-vasculaire, les vaisseaux étant visibles sans aucune préparation. Enfin, ce petit mamelon perd graduellement sa couleur foncée ; il pâlit, finit par disparaître, et est définitivement remplacé par une petite cicatrice radiée.

Les ovaires reçoivent chacun une artère et une veine appelées autrefois spermatiques.

Flexueuses et grêles, les artères *ovariennes* naissent ordinairement, la gauche de l'aorte, la droite de l'artère rénale. Parvenues au bord inférieur de l'ovaire, elles se divisent en un grand nombre de rameaux dont les uns plongent dans l'organe, après avoir perforé sa tunique propre, et s'y divisent à l'infini, tandis que d'autres se distribuent au ligament large, aux trompes de Fallope, au ligament rond, et même les plus volumineux se prolongent jusque sur les côtés de l'utérus et s'y perdent en s'anastomosant avec les artères propres de ce dernier organe.

Les *veines ovariennes* naissent le plus souvent, la gauche de la veine rénale correspondante, la droite du tronc même de la veine cave. Différentes en cela des artères du même nom qu'elles accompagnent, les veines ovariennes se divisent souvent, avant de parvenir à l'ovaire, en un grand nombre de rameaux qui s'anastomosent entre eux, et forment par leur réunion ce plexus connu sous le nom de *plexus pampiniforme*. Le plus souvent celui-ci ne se prolonge pas plus loin qu'au niveau du bord supérieur du petit bassin, d'où il envoie des prolongements vasculaires dans les ovaires, dans les trompes et dans la matrice ; mais chez plusieurs sujets, les veines ovariennes sont anastomosées en plexus, jusque dans l'épaisseur du ligament large, et c'est de là qu'elles envoient alors leurs ramuscules dans les ovaires.

Ces organes reçoivent aussi de nombreux vaisseaux lymphatiques qui leur sont fournis par les ganglions pelviens, et qui communiquent par de fréquentes anastomoses avec les lymphatiques de l'utérus.

Les nerfs, enfin, sont exclusivement fournis par le grand sympathique, et dérivent plus spécialement du plexus rénal (1).

Les *trompes de Fallope,* ou mieux les *oviductes,* sont deux canaux appartenant essentiellement à l'ovaire, et dont la fonction spéciale est de recevoir, ou plutôt de saisir l'ovule qui s'est détaché de l'ovaire, et de le conduire dans la matrice. L'on décrit généralement ces tubes comme formant une dépendance de l'utérus, tandis qu'à vrai dire, ils appartiennent plus particulièrement aux ovaires dont ils sont les *canaux vecteurs.* La preuve en est, c'est que, d'après Meckel (2) et Rosenmuller (3), les trompes sont, dans les premiers mois de la vie fœtale, unis aux ovaires, au moyen de conduits particuliers qui ne tardent pas à disparaître, de sorte qu'ils *naissent* d'abord de l'ovaire, et que leur isolement définitif n'est que le résultat d'un travail postérieur à celui de leur formation première.

Quoi qu'il en soit, ces canaux ont une longueur de quatre à cinq travers de doigt; situés en avant des ovaires, leur calibre, très-étroit dans sa moitié interne, commence à s'élargir à partir de ce point, et se termine extérieurement par un évasement *campanulé* dont le bord est hérissé de fibrilles appelées *franges.* Une de ces franges, plus longue que les autres, adhère à l'ex-

(1) M. Longet, *Anatomie et physiol. du syst. nerveux,* t. II.
(2) *Manuel d'anatomie,* etc., t. III, pag. 660.
(3) *De ovariis embryonum et fœtuum*, Leipsick, 1802, pag. 103.

trémité externe de l'ovaire au moyen d'un petit ligament péritonéal fourni par le ligament large. Les oviductes sont recouverts par une lame péritonéale sous laquelle se trouve le tissu propre, composé de fibres vraiment musculaires dirigées, les unes longitudinalement, les autres circulairement ; ces dernières sont les plus profondes. La cavité du tube qui communique directement avec la cavité péritonéale au moyen de son extrémité évasée, ou *pavillon* (1), est tapissé par une membrane dont la nature n'est pas encore bien déterminée, et qui est regardée par les uns comme muqueuse, par d'autres comme séreuse ; plusieurs anatomistes lui donnent le nom de sero-muqueuse. Cette membrane offre des plis irréguliers, dirigés dans le sens de la longueur du canal, et qui forment ainsi des espèces de gouttières interrompues çà et là ; mais les trompes ne présentent aucune de ces valvules transversales que quelques anatomistes (Wharton (2) entre autres) croient y avoir vues.

Les ovaires et leurs oviductes sont, concurremment avec la matrice, engagés entre deux lames séreuses fournies par le péritoine, et qui constituent le *ligament large* des auteurs (*ala vespertilionis*). Ces deux lames adhèrent d'une manière intime avec les organes qu'elles recouvrent ; mais, dans les points où elles sont en contact, elles sont séparées l'une de l'autre par un tissu cel-

(1) Cette ouverture de la trompe dans la cavité abdominale fournit le seul exemple d'une membrane séreuse perforée et communiquant au dehors. Cette disposition anatomique est très-importante à se rappeler et rend compte de plusieurs phénomènes dont nous aurons l'occasion de parler.

(2) THOMAS WARTON, *Adenographia*, Londres, 1656, cap. XXXIII.

lulaire lâche, sous-péritonéal, lequel, soit dit en passant, devient souvent le siége de collections purulentes que l'on pourrait confondre, si l'on n'y faisait pas attention (voire même sur la table de dissection) avec les abcès siégeant essentiellement dans les ovaires.

Tels sont les organes reproducteurs de la femme adulte, alors qu'ils sont dans toute la plénitude de leurs fonctions. Chez l'enfant qui vient de naître, les ovaires sont proportionnellement plus volumineux que chez la femme parvenue à son entier accroissement; ils pèsent depuis quarante centigrammes jusqu'à un gramme, et plus; leur surface, légèrement rosée, est remarquable par son aspect lisse, poli, non cicatrisé, et par l'aplatissement qui est plus considérable à cet âge. Leur parenchyme paraît homogème; l'on n'y remarque aucune trace de vésicules graafiennes. A mesure que le sujet avance en âge, l'on voit apparaître de petites granulations qui augmentent peu à peu de volume, revêtent de plus en plus la forme vésiculeuse, et finissent par présenter, à l'âge adulte, les caractères que nous avons décrits dans les pages précédentes.

Après l'*âge de retour*, les ovaires s'affaissent, pour ainsi dire; ils se flétrissent, tout en conservant un aspect chagriné et inégal; leur poids est généralement de un gramme et quelques centigrammes. Débarrassés des fonctions qu'ils avaient à remplir, ils diminuent notablement de volume, s'atrophient, deviennent plus durs, comme calleux, et il n'est pas rare de les trouver sur des cadavres de vieilles femmes, réduits à un petit tubercule inégal, raboteux, et même à une espèce de cordon fibreux. Les diamètres des ovaires ayant notablement diminué, leur enveloppe externe forme un grand nombre de circonvolutions qui rendent leur surface inégale et lui donnent un aspect particulier que nous ne pourrons mieux comparer qu'à l'aspect que présente la surface du noyau de pêche. En même temps le liquide renfermé dans les follicules de Graaf subit une curieuse transformation : les parties les plus liquides se trouvent résorbées ; d'autres, plus épaisses, forment une couche pseudo-membraneuse, qui, étant fortement appliquée contre les parois des vésicules, augmente beaucoup leur épaisseur...... D'autres fois, on ne rencontre plus aucune trace d'anciennes vésicules, et tout l'intérieur de l'ovaire est transformé en une substance cellulo-fibreuse ; dans ce cas, les ovaires deviennent souvent tellement atrophiés, que c'est à peine s'ils dépassent le volume des ligaments utéro-ovariens (1). Mais remarquons que ces caractères n'indiquent point un état pathologique ; qu'ils sont dus à une perte graduelle de l'activité, de la vitalité, dont les ovaires sont doués dans l'âge de la puberté ; qu'ici se passent les mêmes phénomènes que ceux que l'on remarque dans les organes des sens, tels que l'ouïe, la vue, etc., dont la susceptibilité et l'impressionnabilité s'affaiblissent dans l'âge avancé.

Enfin, les ovaires sont primitivement placés hors du bassin dans la région lombaire, près des reins ; ils descendent peu à peu dans cette cavité, en suivant les mouvements de la matrice.

Pour peu que l'on examine attentivement, et d'une manière philosophique, les organes génitaux de l'homme et de la femme, on remarque bientôt entre eux une ana-

(1) M. Raciborski, *Journal de l'Expérience*, 26 octobre 1843, pag. 260.

logie bien frappante qui n'a pas échappé à l'esprit observateur de nos pères, et que quelques écrivains modernes ont développée avec un grand talent. Pour ne pas nous écarter de notre sujet, nous ne ferons que comparer les testicules avec les ovaires, qui, jusqu'au milieu du dix-septième siècle, étaient désignés sous le nom de *testes muliebres*, et quelques remarques vont nous faire sentir la justesse, sous plusieurs rapports, de cette qualification.

De même que les testicules, les ovaires sont ovoïdes, aplatis dans deux sens opposés, pairs et situés sur les côtés de la ligne médiane; recouverts comme eux par le péritoine, ils sont aussi primitivement placés dans la région lombaire, près des reins, hors de la cavité du petit bassin, pour descendre ensuite graduellement dans cette partie. Comme les testicules, les ovaires possèdent une tunique propre, fibreuse, albuginée, une véritable coque; leurs artères émanent de la même source; leurs veines se dégorgent dans les mêmes troncs; leurs nerfs viennent également du grand sympathique. « Dans l'appareil génital de l'homme, l'organe formateur est le testicule ; dans celui de la femme c'est l'ovaire. La partie produite est le *sperme* chez le premier, l'*ovule* chez la seconde (1). »

Dans les premiers mois de la vie fœtale, les organes de la reproduction sont, chez tous les embryons, mâles ou femelles, représentés par deux corps fort allongés, étroits, qui n'offrent encore aucun des caractères propres à l'un ou à l'autre sexe, de telle sorte qu'ils sont primitivement construits sur le même modèle, et qu'ils

(1) M. Blandin, *Anatomie descriptive*, t. II, pag. 307.

deviennent soit des testicules, soit des ovaires, lorsque le sexe a été consécutivement fixé (1).

Examinez les organes génitaux dans toute la série zoologique, vous remarquerez entre ceux du mâle et ceux de la femelle, une connexion, un lien, une *parenté*, pour ainsi dire, qui ne s'efface que rarement. Presque tous les oiseaux n'ont qu'un ovaire qui est placé à gauche, ainsi que Nitzich l'a constaté. Eh bien! chez ces animaux, le mâle possède bien deux testicules, mais Tiedmann et Tannemberg ont remarqué que le gauche était plus volumineux que le droit, circonstance qui établit encore une analogie entre les organes mâles et femelles (2). Chez l'ornithorinque, animal qui participe tout à la fois des caractères propres aux mammifères et aux oiseaux, Home n'a jamais rencontré de vésicules que dans l'ovaire gauche, circonstance bien remarquable, puisque les oiseaux ne possèdent qu'un ovaire, lequel est toujours placé à gauche de la ligne médiane (3). Dans les poissons osseux, les ovaires forment deux grands sacs qui s'étendent des deux côtés du canal intestinal jusqu'au-dessous du foie; — même disposition aussi pour les testicules qui représentent deux sacs analogues, renfermant la liqueur séminale, et qui, comme les organes reproducteurs de la femelle, se gonflent beaucoup à l'époque du frai. Dans certains poissons, la femelle n'a qu'un ovaire; alors le mâle n'a aussi qu'un testicule: telle est la perche, par exemple (4).

(1) MECKEL, *Manuel d'anatomie*, etc., t. III, pag. 654; Sir EVERARD HOME, *Philosophical transactions*, t. LXXXIX.

(2) Voy. CARUS, *Éléments d'anatomie comparée* (traduction de M. Jourdan, t. II, pag. 407.

(3) CARUS, *loc. citat.*, t. II, pag. 408.

(4) CARUS, *loc. citat.*, t. II, pag. 395.

Parmi les gastéropodes hermaphrodites, dans le limaçon des vignes, par exemple, chaque individu offre, d'après Cuvier, un ovaire médiocrement volumineux et situé au-dessous de l'extrémité supérieure du foie. De cet ovaire descend un oviducte contourné qui se dilate tout à coup en un long vagin plissé et muqueux : les organes mâles consistent aussi en un gros testicule, un canal déférent, etc.

Enfin, dans plusieurs classes d'animaux, mais surtout parmi les ruminants, l'on observe assez souvent, sur un même individu, un mélange bien singulier et bien remarquable des organes reproducteurs mâles et femelles, et qui suffirait à lui seul pour montrer combien est grande l'harmonie qui existe entre les ovaires et les testicules. Cette coexistence des ovaires et des testicules a été observée par Hunter sur des ânes (1) et des bêtes à cornes (2), par Laumonnier (3). Parfois, il y a un ovaire d'un côté et un testicule de l'autre. Ces deux organes peuvent avoir leur situation normale, ou en occuper une autre; par exemple, le testicule se trouver à la région lombaire, et l'ovaire à l'anneau inguinal (4). Rudolphi, Verdier et Pinel, cités par Burdach (5), ont observé le testicule à droite et l'ovaire à gauche; Maret et Sue ont vu, au contraire, le testicule à gauche et l'ovaire à droite.

Ces faits et beaucoup d'autres que l'on pourrait ajou-

(1) John Hunter, *Observations on certain parts of the animal economy*, pag. 489.

(2) *Ibid.*, pag. 52.

(3) *Dict. des Sciences médicales*, t. XXI, pag. 111.

(4) Burdach, *Anatomische unter suchungen*, pag. 39 et 65.

(5) *Physiologie* (traduction de M. Jourdan), t. I, pag. 272.

ter ici appuient fortement la manière de voir de sir Everard Home qui pense que le sexe n'est point déterminé à la formation première de l'individu; mais que les parties de la génération sont primitivement telles qu'elles peuvent revêtir les caractères propres aux organes mâles ou femelles lorsque le sexe est ultérieurement fixé (1).

Je pourrais prolonger beaucoup plus loin ce rapprochement; mais les faits précédents suffisent, ce me semble, pour faire reconnaître qu'il existe entre les ovaires et les testicules, c'est-à-dire entre les organes de la reproduction chez les deux sexes, une analogie des plus frappantes, qui s'étend non-seulement aux caractères physiques ou anatomiques de ces organes, mais encore, ainsi que nous le verrons plus loin, aux influences qu'ils exercent sur tout l'organisme et sur certains instincts.

L'aptitude de la femme à la procréation est marquée par l'apparition des *menstrues*, c'est-à-dire par un flux sanguin dont les organes génitaux deviennent le siége, et qui, revenant périodiquement à des époques fixes, *régulières* et mensuelles, cesse graduellement à mesure que les facultés *reproductives* perdent de leur énergie, et que finalement elles disparaissent complétement. Un phénomène si remarquable, et dont l'intégrité est liée d'une manière très-étroite avec la santé de toute l'économie, a dû fixer de tous temps l'attention des naturalistes et des médecins. L'on a émis sur la cause prochaine qui lui donne naissance une foule de théories, les unes plus éloignées que les autres de la vraisem-

(1) Voyez pour plus de détails, *Philosoph. transactions*, t. LXXXIX.

blance, mais qui toutes laissent la question indécise, ou plutôt qui n'ont rapport qu'au fait lui-même sans en expliquer la cause efficiente ou immédiate; aussi ne les mentionnerons-nous même pas. Je veux seulement ici en étudier une, qui, née vers la fin du siècle dernier et développée de nos jours par des écrivains du premier rang, est fondée sur des observations cadavériques, et mérite d'autant plus de fixer notre attention d'une manière toute particulière, que les ovaires jouent ici le premier rôle.

Cette théorie sur la cause prochaine de la menstruation peut être formulée de la manière suivante : « *La menstruation n'est qu'un phénomène périodique commençant avec la puberté et finissant à l'âge critique; — lequel phénomène consiste dans la production et le développement de vésicules ovariennes, c'est-à-dire dans la maturation d'un œuf qui est périodiquement développé, soit pour être expulsé avec le fluide menstruel par l'utérus, soit pour être détruit par rupture et inflammation.* »

Cette théorie a soulevé des débats assez vifs sur le sujet de la priorité; MM. Gendrin et Négrier s'en instituent tour à tour les inventeurs. Sans entrer dans l'examen de cette *chicane* scientifique dont le lecteur pourra lire les détails dans la *Gazette Médicale* (année 1839, n° XLII, page 672), nous allons consulter des écrits antérieurs à ceux de ces deux auteurs, et nous croyons pouvoir mettre d'accord le médecin de la Pitié et le professeur d'accouchements d'Angers, en démontrant qu'ils ont été devancés dans leur découverte par d'autres observateurs.

Et d'abord, l'idée d'attribuer la menstruation à l'action des ovaires n'est pas nouvelle : Friend en parle dès l'année 1729 (1); Cullen, le célèbre médecin écossais, attribue la menstruation à « un certain changement survenu dans les ovaires; » ses paroles sont trop remarquables pour ne pas prendre place ici : « Il y a chez les femmes, dit-il (2), un certain état des ovaires qui les prépare et les dispose à jouir des plaisirs de Vénus vers la même période où les mois paraissent pour la première fois, d'où l'on doit présumer qu'il y a, en quelque sorte, une sympathie entre l'état des ovaires et celui des vaisseaux utérins; et comme les symptômes qui indiquent un changement dans l'état des ovaires se manifestent généralement avant ceux qui indiquent un changement dans l'état des vaisseaux utérins, on peut en inférer que l'état des premiers contribue beaucoup à exciter l'action des derniers, et à produire le flux menstruel. »

Cabanis, l'illustre auteur des Rapports du physique et du moral de l'homme, range la menstruation parmi les effets de l'*influence directe* des ovaires, et la preuve en est, dit-il, « c'est que tout le temps que ces corps glanduleux, et par sympathie l'utérus, restent dans l'engourdissement de l'enfance, il ne survient aucun des phénomènes dont nous venons de parler (3). »

Dans son Essay on the periodical discharge of the human female (1832), J. Power attribue entièrement la menstruation à l'action des ovaires; mais il est plus explicite que les auteurs précédents. Voici la traduction

(1) *Emmenalogia*, etc. (traduction française), Paris, 1730, in-12.

(2) *Éléments de Médecine pratique* (traduction de Bosquillon), Paris, 1737, t. II, pag. 155 et 156.

(3) CABANIS, *Rapports du physique et du moral*, etc., 5e mémoire, § 3.

de ses propres paroles : « Une femme est menstruée parce qu'elle ne conçoit pas ; la transmission de l'œuf est précédée de certains changements dans les vésicules ovariennes, auxquels participe l'utérus dans lequel se développe une membrane caduque si l'imprégnation a eu lieu ; dans le cas contraire, l'excitation déterminée dans l'ovaire suffit encore pour donner naissance à l'épanchement d'un fluide, et ce fluide n'est que le fluide menstruel. »

Le docteur Campbell attribue aussi la menstruation à l'action directe des ovaires, ainsi qu'on peut s'en convaincre par les passages suivants que nous empruntons à son admirable travail intitulé : *System of midwifery* (Édimbourg, 1833, vol. in-8 de 714 pages). « De tous les organes génitaux, les ovaires sont les plus importants, puisque leur absence, soit par défaut congénital, soit artificiellement, est suivie du développement de changements extraordinaires. *Les règles n'apparaissent point, ou elles cessent avec l'extirpation de ces organes ;* les désirs sexuels sont éteints, la fonction reproductive est suspendue, et quelques-uns des caractères propres à la femme font place aux phénomènes observés chez le sexe mâle » (pag. 39 et 40). — Et plus loin (page 417) : « L'auteur fut consulté par une femme qu'il supposa affectée d'une absence congénitale des deux ovaires, parce qu'elle n'a jamais été menstruée et qu'elle ne manifesta jamais aucune des passions propres à son sexe. »

L'article *ovaria* de la *Cyclopedia of medicine* (t. III, année 1834), dont M. Lee est l'auteur, contient des faits tellement dignes d'attention, que je vais traduire ici tous les passages qui ont rapport au sujet qui m'occupe, convaincu que l'on ne peut trop rassembler de matériaux en faveur d'une théorie qui, je crois, parviendra à obtenir l'assentiment de tous les physiologistes.

« Certains faits, dit M. Lee, semblent démontrer que ce n'est pas à l'influence de l'utérus, mais bien à celle des ovaires, que doivent être attribués tous les changements qui ont lieu dans le bassin de la femme, dans les mamelles, et dans le système utérin, à la période de la puberté; et il ne semble pas improbable, d'après les faits suivants, que c'est aussi à certains changements dans les vésicules de Graaf, à l'époque de la menstruation, que peuvent être rattachés tous les phénomènes de ce singulier travail. »

« Le 11 mars 1831, nous examinâmes le corps d'une jeune femme qui mourut, pendant la menstruation, d'une inflammation de la veine médiane basilique. L'ovaire gauche était plus volumineux que le droit, et l'on observait dans sa tunique péritonéale, une petite ouverture circulaire, à bords irréguliers. Autour de cette petite déchirure, et dans une étendue de trois à quatre lignes (de six à neuf millimètres), la surface de l'ovaire présentait une couleur rouge-vif, et était de beaucoup élevée au-dessus des parties voisines. Une incision pratiquée sur l'ovaire fit voir que le tissu de cet organe était, autour de la déchirure, vascularisé, et nous observâmes plusieurs vésicules de Graaf de différentes grosseurs. Les trompes de Fallope étaient rouges, gonflées, et leur cavité remplie de fluide menstruel. La membrane interne de l'utérus était tapissée par le même fluide, et les parois de cet organe étaient molles et vascularisées. Le volume de la matrice n'était pas augmenté. »

« Dans l'automne de la même année, une femme âgée de vingt ans mourut tout à coup, pendant la menstruation, d'une inflammation des poumons. Le corps fut examiné par M. John Prout, et les organes utérins nous furent apportés. Nous observâmes encore ici qu'une portion de l'ovaire droit était mollasse et élevée, et que dans un point la tunique péritonéale avait été déchirée dans une petite étendue. Les bords de la déchirure étaient extrêmement minces, irréguliers, et, dans la substance de l'ovaire, au-dessous de l'ouverture, se trouvait une vésicule de Graaf remplie d'un fluide transparent. Nous vîmes de nombreux vaisseaux sanguins autour de la déchirure. L'ovaire gauche présentait des caractères physiques normaux. Les extrémités libres des trompes étaient remplies de sang; l'utérus n'était point dilaté, mais les parois étaient gorgées de sang, tandis que sa surface interne était recouverte de fluide menstruel...»

Le 2 juillet 1832, sir Astley Cooper, à qui l'auteur avait fait mention de ces cas, lui apporta l'ovaire d'une femme qui succomba au choléra pendant la menstruation. Cet organe était beaucoup plus volumineux qu'ordinairement, et dans un point l'on aperçut une petite déchirure irrégulière... Le tissu de l'ovaire était occupé par trois petites cavités, ou kystes, dont l'un était rempli de fluide clair, l'autre de sang demi-fluide, et le troisième, qui communiquait avec l'ouverture pratiquée dans la tunique péritonéale, renfermait un coagulum ferme et résistant.

Le 18 novembre 1832, les organes utérins furent détachés par MM. Girdwood et Webster, du corps d'une jeune femme qui était morte tout à coup le jour précédent à l'apparition ordinaire de ses règles. Les ovaires offraient un volume remarquable, et les trompes de Fallope étaient rouges et turgescentes. La tunique péritonéale de l'ovaire gauche était perforée, à l'extrémité, qui était la plus proche de l'utérus, par une ouverture circulaire, autour de laquelle la surface de l'ovaire était proéminente et d'une couleur rouge-vif. Les bords de cette déchirure étaient minces, mollasses. L'ovaire droit était beaucoup plus volumineux que le gauche, et une incision pratiquée sur lui fit découvrir un kyste rempli de sang à demi coagulé ; la tunique péritonéale de cet ovaire était intacte. L'utérus et les trompes de Fallope présentaient les mêmes caractères que dans les cas précédents.

Cruickshank rend compte, dans un mémoire qu'il publia en 1797, de phénomènes exactement semblables observés par lui chez une jeune femme qui mourut dans la période menstruelle : « Je possède aussi, dit-il, l'utérus et les ovaires d'une jeune femme qui mourut pendant la menstruation. Les membranes de l'ovaire sont boursouflées dans un point, ce qui me fait soupçonner qu'un œuf s'est échappé et qu'il est descendu au moyen des trompes dans l'utérus, d'où il a été éliminé avec le fluide menstruel. »

Morgagny lui-même nous rapporte, dans son immortel ouvrage, un cas qui, à cause de son identité avec les faits précédents, doit être transcrit ici : — Une jeune fille, âgée de dix-sept ans, fut surprise en tête-à-tête avec son amant, par son père; celui-ci, transporté de colère, asséna sur la tête de son enfant, un coup du bâton qu'il tenait à la main. Elle succomba; mais quelques jours avant sa mort les règles parurent. Morgagny, qui en fit l'autopsie, observa dans les organes génitaux les phénomènes suivants : « Testes autem convestiens membrana nonnullas parvulas quasi cicatrices attendebat;

« quas inter in teste altero quidem apparuit ulcusculo « simile inæquali et colore ex flavo nigrescente. Per « foramen quod ipsi inerat manifestum a me tenue spe- « cillum demissum, in cellulam non exiguam, sed ina- « nem, descendit. Vesiculæ autem quæ in his testibus « non deerant, sero plenæ, cum post coctionem disse- « carentur, nihil quidpiam mihi ostenderunt concreti « humoris; sed intra crassiusculam tunicam omninò « vacuum sinum » (1). La matrice et le vagin étaient remplis de sang coagulé.

Malgré ces faits, qui prouvent évidemment la priorité, *historiquement* parlant, du moins, des médecins anglais, les observations de M. Gendrin (2) et de M. Négrier (3) n'en sont pas moins pleines d'intérêt et viennent appuyer puissamment une théorie dont les premiers linéaments datent déjà de plusieurs années, mais que ces deux écrivains ont développée avec beaucoup de talent.

M. Gendrin rapporte (4) cinq observations qui diffèrent peu de celles du docteur Lée; en voici la substance.

PREMIER CAS. — Une femme âgée de trente ans, sujette à des accès cérébraux à la période menstruelle, se pendit pendant l'écoulement des règles. La membrane muqueuse du vagin et du col de l'utérus était très-vasculaire; le tissu de la matrice était fortement injecté; cet organe contenait dans sa cavité des mucosités tein-

(1) MORGAGNY, *De Sedib. et caus. morborum*, etc., epistola LII, art. 28.

(2) *Traité philosoph. de méd. pratique*, Paris, 1838-1839.

(3) *Recherches anatomiques et physiologiques sur les ovaires dans l'espèce humaine*, Paris, 1840, in-8, planches.

(4) *Loc. citat.*, t. II, pag. 18-21.

tes de sang, et sa membrane interne était tapissée de villosités fongueuses. La trompe de Fallope et l'ovaire du côté droit ne présentaient rien de particulier. L'ovaire gauche était injecté à sa surface, vers le milieu de laquelle on apercevait les traces d'une déchirure d'une ligne de diamètre environ; la petite cavité qui en résultait aurait pu contenir une graine de chènevis, et ses parois étaient d'un rouge vif. Cette déchirure était évidemment le résultat de la rupture d'une vésicule. Quatre vésicules existaient à différentes profondeurs dans le même ovaire.

DEUXIÈME CAS. — Une jeune fille se précipita par une fenêtre au moment de ses règles, et mourut une heure après. Les trompes de Fallope étaient remplies d'un mucus rougeâtre, la gauche dans la moitié de sa longueur, la droite dans toute son étendue; les extrémités frangées de ces tubes étaient fixées aux ovaires, qui étaient recouverts d'un beau réseau vasculaire. Sur l'ovaire droit, l'on aperçut une petite cavité déchiquetée, circulaire, de deux lignes de diamètre, dont le fond et les parois étaient d'une belle couleur rouge-vif. L'organe contenait trois vésicules, dont deux égalaient en volume une graine de chènevis, la troisième une tête d'épingle.

TROISIÈME CAS. — Une fille âgée de vingt-sept ans eut, au troisième jour de sa menstruation, le bras déchiré dans les rouages d'une machine. Les règles qui coulaient ordinairement six jours, se supprimèrent, et elle mourut trente-six heures après l'accident. La cavité utérine, le vagin, les trompes offraient à peu près les mêmes phénomènes que dans les cas précédents.

L'on aperçut sur l'ovaire droit deux cicatrices imparfaitement guéries, dont l'une, pincée, conduisait à une petite cavité centrale, et dont l'autre, d'une teinte jaunâtre, recouvrait une petite cellule d'une ligne et demie de profondeur. L'on ne découvrit dans l'organe qu'une seule vésicule; l'ovaire gauche en contenait trois.

QUATRIÈME CAS. — Une fille de vingt ans était depuis trois jours atteinte d'une pleurésie et d'une péricardite. Le quinzième jour de la maladie, les règles parurent, mais se supprimèrent le troisième jour. L'utérus contenait un caillot de sang...... L'ovaire droit présentait une petite déchirure d'une ligne et demie de diamètre conduisant à une cavité dont les parois étaient rouges et floconneuses, et son orifice entouré d'un réseau vasculaire. L'ovaire gauche n'avait que la moitié de son volume ordinaire, et ne pesait que vingt-trois grains (un gramme quinze centigrammes).

CINQUIÈME CAS. — Une femme de quarante-quatre ans, mère de trois enfants, fut atteinte d'une attaque d'apoplexie qui laissa une paralysie incomplète du bras gauche, et une céphalalgie continuelle. Les règles parurent le 11 juillet; le 12, cette femme fut atteinte de contracture, d'anestésie, et elle succomba dans la nuit. Le ventricule latéral droit était le siége d'un épanchement sanguin. Un caillot remplissait l'utérus, dont la surface interne était tapissée de villosités vasculaires. La trompe gauche était dilatée par un mucus rougeâtre; son extrémité frangée était fixée à l'ovaire, sur la surface duquel l'on découvrit une petite déchirure de deux lignes de diamètre. Aucune lésion dans l'ovaire droit qui contenait plusieurs vésicules.

M. Lée a communiqué à la société médicale de Londres, le cas suivant que l'on trouvera inséré dans les *Medico-chirurgical transactions* (t. XXII, p. 335). — « Le 14 janvier 1837, mourut à l'hôpital Saint-Georges, pendant la menstruation, une femme âgée de trente-sept ans, qui était atteinte depuis longtemps d'hystérie. L'on ne trouva aucune altération qui pût rendre compte de la mort. L'on observa une petite déchirure circulaire sur le péritoine de l'ovaire gauche, vers le point où le corps frangé est fixé à l'extrémité de l'ovaire. Cette ouverture communiquait avec une petite cavité creusée dans la substance de l'organe, et était environnée par un tissu jaunâtre, mollasse, d'une forme ovalaire. »

Dans un mémoire publié dans un journal italien (1), par M. le professeur F. Argenti, de Padoue, et sur lequel nous aurons l'occasion de revenir plus tard, l'on trouve encore les détails de l'examen cadavérique d'une certaine Elisabetta Tognetti, qui mourut, âgée de vingt ans, peu de jours après la menstruation. L'on découvrit sur un des ovaires une cellule graafienne plus grosse qu'un petit pois, pleine de sang coagulé, avec une large déchirure cruciforme, et très-récente ; cette cellule était fermée par une petite membrane mince, transparente ; et la trompe qui l'embrassait encore contenait du mucus sanguinolent. La paroi interne de l'utérus était rouge.

M. Bischoff dit avoir observé quatre faits semblables (2).

Enfin, désirant faire connaître au lecteur l'état ac-

(1) *Annali universali di medicina*, etc., Milan, t. CV, février 1843, pag. 311.

(2) *Journal de l'Expérience*, 10 août 1843.

tuel de la science sur cette belle question physiologique, nous allons encore lui soumettre les propres paroles du docteur William Jones, de Londres : « Dans les premières années de l'enfance, dit ce médecin distingué, le développement des œufs est extrêmement lent; mais à mesure que l'époque de la puberté arrive, il se développe rapidement une ou plusieurs de ces petites vésicules, qui augmentent de volume, se distendent, se pressent sur la membrane de l'ovaire, et excitent de l'irritation, tant sur ce point que dans les parties environnantes. Une des trompes de Fallope participe, par son extrémité frangée, à cette irritation, et la propage à l'utérus; ce dernier viscère, ainsi excité, devient un centre de détermination, et, favorisé par la vascularité de son tissu, il devient le siége d'une congestion, jusqu'à ce que les extrémités de ses petits vaisseaux, ne pouvant plus résister à la distension, laissent échapper le fluide sous la forme de menstrues, en même temps que l'œuf, saisi par l'extrémité de la trompe de Fallope, et distendu par l'excitation dont il est lui-même le centre, traverse ce dernier canal, passe dans l'utérus, et est ensuite expulsé s'il n'a pas été imprégné. Lorsque l'œuf a été ainsi détaché de l'ovaire, l'excitation diminue graduellement, et reparaît à la période menstruelle suivante avec le même ensemble de phénomènes. A l'appui de cette théorie de la menstruation, nous avons journellement l'occasion de remarquer dans les autopsies cadavériques, non-seulement que les ovaires des femmes non mariées présentent des traces ou cicatrices de l'élimination de plusieurs œufs, mais encore que le nombre de ces cicatrices correspond au nombre des règles que la femme a eues dans sa vie. Chez des femmes qui étaient mortes pendant la menstruation, il m'est arrivé quelquefois de trouver un œuf en partie détaché de l'ovaire, et même attenant à la trompe de Fallope, tandis que l'ovaire lui-même présentait des traces de congestion et d'une déchirure récente vers le point de sa membrane qui environnait l'ovule. Il y a quatorze mois, M. Lovegrove et moi nous constatâmes ces phénomènes dans l'ovaire gauche d'une jeune femme qui succomba à une congestion cérébrale le premier jour de la menstruation; l'hymen était intact, et les ovaires présentaient six ou sept cicatrices (1). »

M. William Jones ne dit pas, du reste, s'il a eu connaissance, avant la publication de son ouvrage, des faits et de la théorie présentée par MM. Gendrin et Négrier.

Je ne dois pas non plus oublier de mentionner le mémoire que M. Raciborski vient de lire tout récemment à l'Académie royale de médecine de Paris, et dans lequel l'auteur, après s'être livré à des recherches sur la menstruation, est parvenu aux mêmes résultats que les médecins que je viens de citer, c'est-à-dire que pour lui aussi, à chaque époque menstruelle, une vésicule vient former une saillie en forme de mamelon à la surface de l'ovaire, où elle subit ensuite une rupture accompagnée d'une congestion des organes génitaux internes (2).

L'on voit que cette théorie sur la *cause prochaine de la*

(1) M. William Jones, *Practical observations on Diseases of women*, Londres, 1838, in-8, pag. 157.

(2) Voyez *Journal des Connaissances médicales*, janvier 1843, pag. 112; mais surtout *Journal de l'Expérience*, juillet, août, sept., oct. et nov. 1843.

*menstruation*, différente en cela de toutes celles qui ont été professées jusqu'à ce jour, a l'immense avantage d'être basée sur les ouvertures cadavériques, et, par conséquent, sur des *faits* patents, incontestables. Mais, de plus, elle se trouve encore appuyée par une foule de considérations tirées de la physiologie, de la pathologie, de l'anatomie comparée, etc., dont nous allons présenter ici les principales.

1° La menstruation commence généralement, dans nos climats, vers l'âge de treize à quatorze ans, c'est-à-dire à l'époque où les ovaires jouissent au plus haut degré de toute leur énergie, où les ovules qu'ils sécrètent sont parvenus à une *maturité* assez avancée pour *germer* sous l'influence de la liqueur séminale du mâle, c'est-à-dire pour être aptes à reproduire un nouvel être;

2° La cessation finale des règles coïncide exactement avec la diminution graduelle de la vitalité des ovaires, avec l'abolition de leurs fonctions reproductrices ou formatrices des germes, avec leur atrophie ;

3° M. Négrier a constaté que « les ovaires des femmes qui ont cessé d'être menstruées ne contiennent jamais d'organes vésiculaires récemment brisés ou sur le point de se déchirer. Tout y annonce, au contraire, une cessation complète de travail, datant au moins de l'époque de la dernière hémorrhagie menstruelle; » tandis que les jeunes filles dont les règles sont précoces, il existe une précocité concomitante de l'évolution des vésicules, ce qui est tout le contraire chez celles qui sont tardivement réglées ;

4° La plupart des femmes sont, à chaque période

menstruelle, surtout quelques jours avant le flux sanguin, plus disposées aux plaisirs de l'amour, et ces derniers leur procurent des jouissances beaucoup plus vives que dans l'intervalle des règles. C'est un fait que tous mes lecteurs ont pu observer, et que Siebold a déjà indiqué. Or, comme nous verrons plus tard qu'il existe un grand rapport entre cette propension de la femme au coït et l'état de surexcitation des ovaires, il s'ensuit que cette circonstance vient encore appuyer la théorie que nous défendons ici;

5° L'aptitude de la femme à la fécondation est surtout remarquable dans les premiers jours qui précèdent, tous les mois, l'écoulement des règles (1), circonstance qui, parmi plusieurs autres, établit une similitude, un rapprochement entre la menstruation chez la femme et l'époque régulière et périodique du *rut* chez les animaux (2). Fernel, consulté par Henri II sur la stérilité

(1) MECQUEL, *Manuel d'anatomie*, t. III, pag. 663. Il résulte des recherches statistiques de M. Raciborski, que sur cent femmes enceintes, on n'en peut compter que tout au plus six ou sept qui deviennent grosses par suite de rapprochements sexuels dans les moments assez éloignés des époques des règles. Chez la plupart des femmes, la conception date des unions au moment des règles ou quelques jours avant ou après les époques menstruelles. (*Journal de l'Expérience*, 27 juillet 1843).

(2) HARVEY, DE GRAAF, RUYSCH, DIEMERBROECK, etc., ont examiné les organes génitaux des lapines pendant la période de chaleur, et sans qu'elles aient subi l'approche d'un mâle : ils les trouvèrent gorgés de sang; les ovaires étaient parsemés de petites taches proéminentes et injectées qui n'étaient que des vésicules de Graaf gonflées, et cependant transparentes; les trompes de Fallope étaient aussi très-vasculaires, douées d'un mouvement péristaltique très-violent, et embrassaient les ovaires par leurs extrémités frangées (voyez BOERHAAVE, *Prælectiones anatomicæ*, t. VI, pag. 113 et *seq.*).

Ces observations ont été depuis confirmées par CRUICKSHANK, et plus

de Catherine de Médicis, n'a-t-il pas conseillé à ce monarque de remplir les devoirs conjugaux dans le temps des « *purgations* » ? Et un semblable conseil donné à Anne d'Autriche n'a-t-il pas causé la naissance de Louis XIV ?

6° Dans tous les animaux, mais particulièrement dans ceux chez qui l'instinct de la reproduction est très-prononcé (chez les grenouilles, par exemple), les ovaires se gonflent considérablement à l'époque des amours, et sont distendus par les œufs qui prennent un développement inaccoutumé. De même, chez la femme, les ovaires grossissent à l'époque des règles.... ils sont plus volumineux, garnis d'un grand nombre de vésicules, de vaisseaux sanguins, et offrent toutes les apparences d'un commencement de phlogose » (1).

Ce gonflement des ovaires coïncidant avec chaque époque menstruelle, est incontestable ; il est indiqué par tous les physiologistes. Je rappellerai à cette occasion une observation excessivement intéressante : elle a rapport à une femme atteinte d'une hernie de l'ovaire à travers l'anneau inguinal du côté droit. Le volume de la tu-

récemment encore, par le docteur SAUMAREZ, dans son ouvrage intitulé : *A new system of physiology*, etc., t. I, pag. 337.

Chez les femelles des animaux, dit BURDACH (*Physiologie*, t. II, pag. 16), il s'établit une congestion dans les ovaires ; les vésicules y prennent une teinte plus foncée, presque noirâtre ; elles se rapprochent de la surface.

.....La matrice regorge de sang, ses parois ont acquis plus d'épaisseur, ses villosités sont rouges et plus longues, la sécrétion muqueuse plus abondante.

(1) MURAT, *Dictionn. des Sciences médicales*, t. XXXIX, pag. 4 ; HOOPER a fait aussi la même observation (voyez *Morbid Anatomy of the uterus*, etc., in-4, 1832, planche 90, fig. 2).

meur était très-variable; beaucoup plus grosse à l'époque des règles, elle diminuait presque en totalité à leur issue, quand l'écoulement avait été très-abondant (1).

7° L'on a observé plusieurs fois l'absence congénitale des ovaires, des deux côtés, avec persistance de la matrice qui ne présentait rien d'anormal. Eh bien! dans ces cas, les femmes atteintes de ce vice de conformation n'avaient jamais été réglées (2).

8° L'extirpation des ovaires chez la femme, ou l'atrophie artificielle de ces organes, a pour résultat de faire cesser complétement la menstruation. Nous en donnerons plus tard des exemples (3).

9° Dans plusieurs cas d'absence congénitale de la matrice avec conservation des ovaires, l'on a constaté que les femmes éprouvaient tous les mois, dans le bassin, des douleurs souvent très-vives avec toutes les circonstances qui accompagnent ordinairement la menstruation, comme si le flux sanguin avait lieu (4); et la science possède plusieurs exemples d'extirpation complète de la matrice, sans que les règles aient cessé de paraître ultérieurement (5); ce qui prouve bien évidemment que

(1) M. VERDIER, *Traité des Hernies*, 1840, in-8, pag. 394.

(2) Voyez le chapitre concernant l'*Agénésie* et les *Vices de conformation des ovaires*.

(3) La perte ou l'atrophie des ovaires, dit M. MARC (*Dictionn. des Sciences médicales*, t. IV, pag. 269), a pour résultat la cessation de l'excrétion menstruelle. Telle est encore la manière de voir du docteur CAMPBELL (*System of midwifery*, Edimbourg, 1833, in-8, pag. 39).

(4) L'on en trouvera des exemples dans : *London medical and surgical Journal*, année 1819, pag. 512 et *seq.*; *Archiv. gén. de médecine*, octobre 1840, pag. 209; *Elements of physiology*, par le docteur ELLIOTSON, 1828, 4e édit., pag. 531.

(5) PLATER, *Observationum libri tres*, 1613, pag. 718; VIEUSSENS,

la cause excitante et primitive de l'hémorrhagie menstruelle ne réside point dans l'utérus.

10° D'un très-grand nombre d'observations que j'ai lues dans les auteurs, et qui ont rapport à des femmes dont les ovaires étaient atteints de ces dégénérescences complètes qui intéressaient le tissu *entier* de ces organes, je crois pouvoir conclure que, dans tous les cas où l'altération avait envahi les *deux* ovaires en même temps, la menstruation avait entièrement disparu; et même, dans les faits bien détaillés (ce qui, malheureusement, est assez rare) par ceux qui les ont observés, il existe souvent une coïncidence remarquable entre la cessation absolue des règles et la propagation de la maladie au tissu entier des ovaires; de sorte que l'on peut, jusqu'à un certain point, suivre les progrès du mal, d'après la présence ou la nullité des menstrues. Le lecteur jugera lui-même dans la suite de la vérité de cette proposition considérée d'une manière générale.

11° Quelques auteurs ont assuré, d'après des observations, que les filles lascives, imitant en cela les poules, rendent quelquefois par la vulve des œufs, et qu'il suffit d'une pensée amoureuse, ou de l'*excitation produite par les règles*, pour ébranler ces petits œufs, les détacher, les faire tomber (1). Telle est la manière de

*Dictionn. des Sciences médicales*, t. XXXI, pag. 219; BAXTER, *Annales de Littérature médicale étrangère*, à Gand, t. XV, pag. 546; MAX. LANGEMBECK, *De totius uteri extirpatione*, Gottingue, 1842, in-4, pag. 3, note 2.

(1) Voyez *les Commentaires de* HALLER *sur Boerhaave*, t. V, pag. 11; *la Bibliothèque raisonnée* des ouvrages des savants, pour les mois de janvier, février et mars 1751, art. 11; voyez aussi ZIMMERMANN, *Traité de l'Expérience* (traduction de Tissot), t. II, pag. 211.

voir d'un médecin moderne (1); telle est encore celle de sir Éverard Home (2), de Kerckring (3), de Dugès (4), MM. Duvernoy (5), Ponchet (6), Raciborski (7), Campbell (8), etc.

12° Chez le plus grand nombre des femmes, le flux des règles est précédé, tous les mois, de douleurs siégeant surtout dans le bas-ventre, à la partie inférieure de la colonne vertébrale; de tiraillements dans les cuisses et dans les aines, lesquelles douleurs ont un caractère tellement particulier, qu'elles sont désignées sous le nom de *coliques menstruelles*. Or, plusieurs médecins, et entre autres Cheston, de Glocester, attribuent ces accidents à la turgescence ou pléthore périodique des ovaires, et ce dernier leur oppose les antiphlogistiques qui lui ont beaucoup mieux réussi que les stimulants (9).

13° Des faits bien observés prouvent que chez les femmes dont les règles coulent difficilement, chaque période menstruelle est souvent accompagnée, alors même que le coït n'a pas eu lieu, de la formation, dans la cavité de l'utérus, d'une fausse membrane, molle, to-

(1) Le docteur ED. STANLEN, voyez *Med. chirurg. transactions*, t. VI, pag. 44 (1820).

(2) *Philosophical Transactions*, année 1819.

(3) *Anthropog. ichnog.*, litter. III et XII. « Tam conjugalæ quam « virgines hæc ova sæpissime excernunt, insensibiliter quidem, quia « non advertunt, nec quicquam de iis suspicantur. »

(4) *Physiologie comparée de l'homme et des animaux*, 1838, t. III, pag. 261.

(5) *Comptes rendus des séances de l'Acad. des sc.*, t. XVII, n. 4.

(6) *Théorie positive de la fécondation des mammifères*, etc., 1842.

(7) *Journal de l'Expérience*, 27 juillet 1843.

(8) *Loc. cit.*, pag. 40.

(9) *Edimb. medic. and surgical Journal*, t. III, pag. 330, année 1807.

menteuse, en tout semblable à une véritable membrane caduque (1); de telle sorte qu'en examinant les parties génitales sur le cadavre, l'on croirait qu'il existe une conception. Tous les phénomènes qui accompagnent ordinairement cette dernière peu de temps après l'imprégnation s'y trouvent : congestion des organes sexuels, épaississement du parenchyme utérin, gonflement des ovaires, traces de l'élimination récente d'un ovule, membrane caduque dans la matrice, etc.; il n'en manque qu'un, c'est la présence d'un fœtus. J'ai l'idée que beaucoup de *môles* utérins, de conceptions avortées, comme on le dit, ne sont que le résultat d'un travail menstruel ordinaire, rendu difficile peut-être par certaines causes.

14. Enfin, outre les objections nombreuses que l'on peut faire à l'opinion qui fait dépendre la menstruation d'un *orgasme pléthorique général*, comme on le dit, l'observation suivante détruit de fond en comble cette manière de voir. Elle a rapport à deux jeunes filles, nommées Hélène et Judith, qui étaient unies par la partie postérieure et inférieure du dos, et qui vécurent ainsi jusqu'à l'âge de vingt-deux ans. L'autopsie démontra que les vaisseaux abdominaux des deux sujets s'anastomosaient largement entre eux, et que, par conséquent, la circulation était commune à ces deux femmes; — cependant, celles-ci étaient menstruées à des époques souvent différentes, et en quantités variables pour chacune d'elles (2).

(1) *Medico-chirurgic. Transactions*, t. VI, pag. 414, année 1820.

(2) M. Elliotson, *Éléments de physiologie*, 4e édit., pag. 460; voyez aussi *Transactions philosophiques*, année 1757, t. L.

Les autopsies cadavériques, les inductions tirées de la physiologie, les faits d'anatomie pathologique, et l'analogie, prouvent donc d'une manière, selon nous, incontestable, que, semblables aux ovaires des animaux qui acquièrent à certaines époques de l'année un surcroît d'activité vitale, et travaillent avec plus d'énergie au développement et à la maturité des *germes* qu'ils sécrètent, les ovaires de la femme fonctionnent aussi avec plus de force à des périodes régulières et mensuelles (1), d'où résulte la distension d'une ou de plusieurs vésicules ovariennes, leur rupture, et l'élimination de l'ovule qu'elles renferment dans leur centre.

Mais, comme ces phénomènes ne peuvent avoir lieu sans que les glandes qui en sont le siége éprouvent un certain degré de surexcitation vitale, ou même de phlogose, et comme, d'un autre côté, les ovaires sont liés par des sympathies très-étroites avec les organes génitaux externes, et surtout avec l'utérus qui leur est immédiatement *annexé*, ce dernier viscère, favorisé par son organisation essentiellement vasculaire, et peut-être même, ainsi que le pensait Astruc, par une disposition particulière de ses vaisseaux à sa surface interne, s'engorge, se

(1) Si l'on me demande pourquoi l'évacuation sexuelle, dans son cours ordinaire, correspond plus particulièrement à la révolution du mois solaire, je répondrai par ce passage extrait de HALLER et cité par le vénérable PINEL : « On n'est pas plus forcé de répondre à cette question qu'à celle qui serait relative à la durée de la grossesse pendant neuf mois, tandis que cette dernière est différente pour d'autres animaux ; par exemple, la jument et la brebis. Doit-on demander en histoire naturelle la raison par laquelle quelques plantes fleurissent en avril, d'autres au mois de mai ou de juin ? Sait-on pourquoi les cerises mûrissent environ quarante jours après leur floraison, les pommes au quatrième mois, et les châtaignes au cinquième ........?

congestionne, et laisse échapper la quantité surabondante, et alors *inutile*, de sang dont il est imprégné : de là les *règles*.

« Il n'existe chez presque aucune espèce animale, une liaison *nécessaire* entre la sortie des œufs de l'ovaire et le coït ou la fécondation des œufs. Partout ces œufs se développent et mûrissent chez la femelle, et se détachent de l'ovaire et du corps de la mère, indépendamment de la participation du mâle............ Le coït et la fécondation, quant à la formation, à la maturation et à la sortie de l'œuf, sont choses accidentelles, tandis qu'ils sont de nécessité absolue pour le développement ultérieur. »

« J'ai acquis la conviction maintenant qu'il en est exactement ainsi chez les mammifères, et sans aucun doute aussi dans l'espèce humaine, c'est-à-dire que les œufs viennent à maturité dans des périodes plus ou moins régulières, et se détachent de l'ovaire indépendamment de l'accouplement, soit que celui-ci ait eu lieu, soit qu'il ait été empêché par accident, ou par toute autre cause.

. . . . . . . . . . . . . . . . . . . . . . . .

« Je crois qu'il n'y a plus de différence admissible entre les menstrues de la femme et la période de chaleur ou le rut des animaux ; l'une et l'autre dépendent d'une excitation périodique des organes génitaux, de la tuméfaction d'une vésicule de Graaf, enfin de la maturité et du détachement d'un œuf » (1).

La vie de la femme est partagée en trois âges bien

(1) Extrait d'une lettre écrite à M. le professeur Breschet, par M. Bischoff ; voyez *Journal de l'Expérience*, 10 août 1843, pag. 86.

remarquables, dont les deux extrêmes appartiennent à l'*individualité*, tandis que l'âge moyen que l'on peut désigner sous le nom de période de reproduction, est consacré à la conservation de l'espèce. Pendant toute cette dernière période, qui occupe un espace de vingt à trente années, les ovaires ne cessent pas de *mûrir* successivement des vésicules, qui sont là toutes prêtes à être vivifiées par le mâle, et qui, l'imprégnation n'ayant point lieu, doivent être nécessairement rejetées au dehors, ou détruites dans leur propre berceau. Le développement, la maturation, la rupture des vésicules de Graaf sont indépendants de l'imprégnation (1), et ne sont qu'une des conditions indispensables à la conception. Si une femme est menstruée, c'est qu'elle peut concevoir, *et vice versâ;* « la menstruation et la fécondité sont, généralement parlant, en raison directe l'une de l'autre, et c'est toujours par l'effet d'une exception à la règle générale, qu'une femme qui n'a point ses règles jouit de fécondité » (2). Il existe entre la menstruation et l'aptitude de la femme à procréer, une *harmonie* que l'on conçoit bien facilement, puisque ces deux phénomènes sont le résultat d'une même cause, c'est-à-dire la génération, l'accroissement et la rupture des vésicules ovariennes.

(1) Sur le cadavre d'une jeune femme de dix-huit ans, vierge selon toute apparence, et qui était renfermée dans un couvent, VALISNERY trouva cinq ou six vésicules saillantes sur la surface de l'ovaire, tandis qu'en même temps la trompe de FALLOPE du même côté était plus rouge et plus longue qu'à l'état ordinaire, telle enfin qu'il l'avait observée plusieurs fois chez les brutes pendant la période de chaleur. SANTORINI, BLANCARD, BRENDEL, sir EVERARD HOME, et beaucoup d'autres écrivains, rapportent des exemples semblables.

(2) BURDACH, *Physiologie* (trad. de M. Jourdan), t. I, pag. 294.

J'observe ici que l'action de *germification* des ovaires ne cesse point pendant la gestation utérine ; ils continuent à sécréter et à mûrir des vésicules de Graaf, et comme ils ne peuvent pas, dans les conditions où se trouve alors la matrice, expulser successivement les germes, l'on comprendra facilement pourquoi l'on trouve chez les femmes qui succombent pendant la grossesse, les ovaires volumineux, engorgés, comme spongieux, et garnis d'un grand nombre de vésicules plus grosses, plus distinctes que dans l'état de vacuité de la matrice.

Je terminerai ces considérations par quelques passages extraits et traduits du mémoire de M. le professeur Argenti, inséré dans le journal italien que j'ai déjà cité (page 42).

« Peu avant la menstruation, la vésicule, gonflée par l'augmentation du développement organique, stimule et accroît mécaniquement les conditions dynamiques des ovaires, et déploie avec plus de force sa tendance à chasser l'ovule. A cette excitation participe la trompe correspondante ; celle-ci s'érige, elle déploie son pavillon, se prête à recueillir l'ovule qu'elle conduit dans la matrice, sous l'influence de sa puissance de transmission. En même temps, l'utérus, non-seulement se ressent de ces irradiations, mais encore devient le foyer d'excitation vitale aussitôt que l'ovule y est descendu.

« Maintenant, quel obstacle y a-t-il à la supposition que cette congestion utérine, qui est concomitante de l'excitation physiologique de tout l'appareil génital, qui disparaît lorsque cesse une plus ou moins abondante et continuelle métrorrhagie, soit la conséquence de la fonction périodique qui s'exerce dans les ovaires, pour s'accomplir dans l'utérus ? »

« Mais à ces hypothèses et à de simples arguments viennent en aide des faits, et ces faits sont cinq observations de M. Gendrin. . . . . . . . . . . . .

. . . . . . . . . . . . . . . . . . . . . . .

« De semblables observations, qui s'accordent avec celles que j'ai citées sommairement, sont telles que, j'oserai le dire, elles rendent positive la connexion immédiate qui existe entre les fonctions dont les ovaires sont le siége pendant la menstruation, et celles de l'utérus à la même époque. C'est-à-dire que, sous l'influence d'un état hypérémique, par simultanéité d'action de tous les organes génitaux internes, et contemporainement à la maturation, à l'expulsion et à la descente d'un ovule dans l'utérus au moyen de la trompe, il s'effectue une hémorrhagie utérine mensuelle, annonçant l'aptitude de la femme à la fécondation, semblable à cet autre écoulement qui, dans les animaux, est l'avant-coureur de l'époque de leurs amours. C'est à l'époque de la menstruation que la femme éprouve une exaltation physique et morale, d'où, très-sensible à la plus légère impression, à peine l'a-t-elle ressentie, qu'elle se prête avec délices aux amours, et devient facilement fécondée. .

. . . . . . . . . . . . . . . . . . . . . . .

Tant de faits, tant de circonstances méritent bien de fixer l'attention du physiologiste, qui, autant que possible, doit se rendre compte de toutes les fonctions, et rechercher les causes immédiates qui les déterminent. »

Ici se présente une question très-intéressante : c'est celle de savoir de quelle manière l'ovule, sécrété par l'ovaire, est reçu dans l'oviducte qui est séparé du premier par un espace assez considérable. Il est évident qu'il faut de toute nécessité, pour que ce passage s'effectue, que l'ovaire et la trompe correspondante se rapprochent l'un de l'autre, que ce dernier canal saisisse, au moyen des fibrilles qui hérissent son extrémité libre ou abdominale, le contour de l'ovaire, et cela précisément au point où une vésicule de Graaf, parvenue à sa maturité, est prête à se rompre et à laisser échapper le germe qu'elle renferme. Cette union, ce rapprochement de l'ovaire et de l'embouchure de la trompe, sans lequel l'ovule tomberait et *s'égarerait* presque nécessairement dans la cavité abdominale, est généralement expliqué par un afflux de sang qui se fait alors dans ces parties, et par la *turgescence* qui en résulte, de telle sorte que l'espace ovario-tubaire se trouve rempli par le volume plus considérable qu'acquiert l'ovaire, et par l'allongement purement mécanique de son oviducte, joint à une action musculaire de ce canal (1).

Chez certains animaux, il n'est pas besoin d'avoir recours à cette turgescence, bien réelle, des ovaires et des oviductes pour se rendre compte de la *chute* de l'ovule dans ce dernier conduit. En effet, dans la loutre, le putois, le phoque, etc., ces deux parties sont unies entre elles au moyen d'une espèce de capsule fournie par le péritoine, close de toutes parts, et dans laquelle l'ovaire et l'extrémité de la trompe sont renfermés absolument comme le testicule est contenu dans la tunique vaginale, ainsi que le démontra E. H. Wéber (2) en poussant de l'air dans l'utérus de la loutre vulgaire; de telle sorte que par cette disposition, les œufs qui se détachent de

(1) Voyez Burdach, *Physiologie*, b. II, pag. 8; Muller, *Physiologie*, 1840, b. II, pag. 644.

(2) *Archiv. fur Anatomie und Physiologie von Job*, F. Meckel, Leips., 1826, s. 105.

l'ovaire tombent facilement dans la trompe, et qu'une grossesse abdominale est impossible chez ces êtres. Les mêmes observations ont été faites chez les carnivores par Rodolphe Wagner (1), et chez plusieurs autres animaux, par Von Baër (2). Seulement, dans la race canine, cette capsule qui réunit l'ovaire et la trompe, n'est point fermée de tous côtés, mais est perforée d'une petite ouverture, laquelle, chose remarquable, s'oblitère pendant l'époque du rut, ainsi que Valisnery (3) et Emmert (4) l'ont remarqué, le premier sur des chiennes, le second chez les chauve-souris.

L'on voit donc, au premier abord, que la nature paraît avoir favorisé certains animaux en mettant tous ses soins à établir une connexion solide entre l'ovaire et la trompe, afin que l'ovule puisse atteindre avec certitude la cavité de la matrice, et l'on est porté à s'étonner que chez l'homme, cette attention de la nature n'ait pas été observée, mais que la conception ait été laissée au soin d'un heureux accident. Remarquons, en effet, que, par suite même du travail qui accompagne la maturation d'une vésicule graafienne et sa rupture, l'ovaire est rempli de fluide élastique ; sa surface est lisse, polie ; les fibrilles de l'extrémité frangée de l'oviducte ne peuvent donc saisir qu'une petite portion de la circonférence, tandis qu'en même temps ce *saisissement* ne peut pas être assez puissant, malgré toute l'action musculaire que l'on suppose être mise en jeu dans ce moment, pour

(1) *Lehrbuch der vergleichenden Anatomie*, Leips., 1827, pag. 353.

(2) *De ovi mammalium et hominis genesi; Epistola ad Acad. Cæs. Petropolitanam*, Leips., 1837, pag. 72.

(3) *Istoria della Generazione*, 1721, in-4, cap. IV, § 5, 19.

(4) *Archiv.*, etc., von MECKEL, b. IV, h. 1, pag. 7.

qu'il ne soit point surmonté par un grand nombre de causes qui agissent simultanément, et qui tendent nécessairement à rompre ce simple rapprochement mécanique; tels sont les mouvements du corps, la pression exercée par la vessie et le rectum distendus, l'un par de l'urine, l'autre par des matières fécales; les efforts de la défécation, etc., etc.

Or, dans une petite brochure récemment publiée en Allemagne, par le docteur Joh. Ernest Panck (1) l'on trouve une observation tendant à démontrer que cette liaison de l'ovaire et de la trompe, nécessaire pour que l'ovule puisse atteindre sûrement la matrice, n'est pas un simple *rapprochement mécanique*, mais bien le résultat d'un travail spécial qui réunit d'une manière *organique* ces deux parties, absolument comme cela a lieu chez les animaux que nous avons mentionnés ci-dessus, avec cette seule différence que chez les derniers ces liens organiques sont permanents, tandis que dans l'espèce humaine, ils ne se développent que sous l'influence de la séparation d'une vésicule ovarienne.

La nouveauté des faits désignés par le docteur Panck, le haut intérêt physiologique qu'ils offrent, nous engagent à en donner ici une analyse un peu longue, tout en avouant que n'étant basés que sur une seule autopsie, ils ont besoin, pour prendre place parmi les vérités de la science, d'être appuyés par des observations ultérieures que l'on trouve peu l'occasion de faire.

Voici le cas dont il s'agit, un peu abrégé.

Une fille âgée de vingt-trois ans, d'une forte consti-

(1) *Entdeckung der organischen Verbindung zwischen Tuba und Eierstock beim menschlichen Weibe bald nach der Conception*, brochure in-8, Leips., 1845.

tution et d'une santé florissante, passa la nuit du 6 au 7 octobre 1842, dans une chambre viciée par la vapeur de charbon. On la trouva le lendemain matin ne présentant plus aucun signe de vie, et tous les efforts que l'on fit pour la sauver furent inutiles. Les renseignements que l'on put obtenir apprirent que cette fille n'avait jamais eu d'enfants; mais l'examen des parties génitales démontra évidemment qu'elle avait subi les approches de l'homme. L'utérus, qui était dur au toucher, était plongé profondément dans l'excavation du petit bassin; ses diamètres avaient, l'antéro-postérieur, un pouce deux lignes de long; le transversal, deux pouces trois lignes; le longitudinal, mesuré depuis les bords des lèvres du museau de tanche jusqu'au fond de l'organe, trois pouces. La plus grande largeur du vagin était de quinze lignes; le museau de tanche, enfin, offrait trois lignes transversalement, et une ligne et demie d'avant en arrière. Le parenchyme de la matrice était gorgé de sang, et beaucoup plus développé qu'à l'état ordinaire, surtout dans sa paroi postérieure qui était plus épaisse que l'antérieure; sa cavité, plus spacieuse que dans les circonstances ordinaires, était remplie de mucosités viqueuses, lesquelles formaient, dans divers endroits, mais surtout sur la paroi postérieure, une membrane condensée, une véritable membrane caduque.

Tous les vaisseaux du petit bassin, mais spécialement ceux du vagin, étaient gorgés de sang, et ce dernier canal était rempli de mucosités qui s'échappaient aussi du museau de tanche, lorsque l'on venait à comprimer l'utérus.

La trompe droite, dont l'embouchure était portée en

arrière, embrassait l'ovaire correspondant au moyen de ses franges, mais ces deux parties étaient unies entre elles d'une manière non-seulement mécanique, mais bien organique. En effet, une membrane très-fine et transparente, attachée au bord supérieur de la trompe et de la matrice, se portait en arrière sur la face postérieure du ligament large et de l'utérus, et, de cette manière, enveloppait complétement l'ovaire du même côté, ainsi que l'extrémité évasée de l'oviducte aux franges duquel elle adhérait. Rien de semblable ne s'observait du côté gauche, où l'ovaire et la trompe étaient complétement libres. Seulement, cette membrane de nouvelle formation, que l'on pouvait séparer intacte de la tunique péritonéale qui ne présentait aucune apparence de phlogose, se prolongeait sur toute la face postérieure de la matrice et même du ligament large gauche, au moyen d'espèces de lanières minces et feuilletées qui disparaissaient insensiblement.

L'ovaire droit présentait un volume plus considérable que le gauche; il était élastique, tendu, et le doigt qui le pressait éprouvait une sensation de fluctuation; sa surface était d'une couleur blanc-bleuâtre, et sa tunique péritonéale distinctement injectée. Précisément au-dessous des franges de l'oviducte, et vis-à-vis de son embouchure, l'on remarqua sur l'ovaire une tache d'un bleu foncé, entourée d'un réseau vasculaire, et dont les deux diamètres avaient, l'un six lignes, l'autre quatre lignes; au milieu de cette tache s'en trouvait une autre de forme lenticulaire, d'un brun clair, laquelle formait une petite élevure lorsque l'on comprimait l'ovaire. Il y avait manifestement dans cet endroit une cavité remplie de liquide, une vésicule de Graaf toute prête à se rompre, et circonscrite seulement par la membrane péritonéale. Il était évident, d'après l'état des parties qu'il ne s'était pas échappé d'ovule, mais la petite poche renfermait une telle quantité de fluide, que toutes les tentatives que l'on fit pour trouver le germe furent infructueuses. La cavité avait un diamètre de trois à quatre lignes, et était comme enveloppée, du côté du tissu même de l'ovaire, par une substance noire qui en formait pour ainsi dire les parois.

La trompe du même côté ne présentait rien de particulier, si ce n'est qu'elle contenait une grande quantité de mucosités.

L'on ne découvrit aucune trace de germe, ni dans les oviductes, ni dans la matrice, et ces parties n'offrirent au microscope aucun animalcule spermatique.

Le docteur Panck fait suivre et accompagne cette observation de plusieurs remarques très-intéressantes. Nous allons le laisser parler.

« Tous ces phénomènes constatés dans l'appareil sexuel indiquent une conception qui avait eu lieu peu de temps avant la mort; il n'y a aucun doute sur ce point; car, quoique l'ovule ait été détruit, tous les signes d'un commencement de grossesse étaient présents; telles sont la turgescence des parties externes, la sécrétion d'une grande quantité de mucosités vaginales et utérines, la congestion sanguine, l'existence de la membrane caduque, et enfin, l'application des franges sur l'ovaire à l'endroit où une vésicule de Graaf était prête à se rompre. »

« Tous ces phénomènes sont indiqués par les auteurs, mais aucun ne mentionne cette membrane de nouvelle formation qui réunissait l'ovaire avec la trompe . . . . . . . . . . . . . . . La destination de cette fausse membrane était si évidente dans notre cas, qu'il était impossible de supposer que, existant simultanément avec les autres signes de la conception, elle fût due purement au hasard. Par cela seul que l'on n'a pas fait jusqu'ici cette découverte, il ne faut pas en inférer que l'usage que nous donnons à cette membrane est erroné; car, d'un côté, l'on trouve rarement l'occasion de faire ces observations, et d'une autre part, dans combien d'autopsies n'a-t-on fait qu'examiner légèrement l'utérus, ou même point du tout! »

« Il est bon de faire observer que cette fausse membrane n'existait qu'à la partie postérieure de la matrice et du ligament large. L'artère spermatique interne vient de la partie postérieure de l'utérus et de ses dépendances; les ovaires sont aussi placés à la partie postérieure du ligament large; la trompe tourne ses franges vers cette même partie; l'on ne doit donc pas s'étonner que ses organes, ainsi placés, deviennent de préférence le siége d'un surcroît d'activité vitale sous l'influence de la conception, et qu'il se développe ici un travail plastique rendu bien évident par la présence de la fausse membrane dont nous avons parlé. . . .
. . . . . . . . . . . . . . . . . . . . . . . .

« Du reste, il est aussi difficile de dire pourquoi il se forme sur l'utérus une fausse membrane, que d'expliquer le développement d'une membrane caduque dans la cavité de la matrice, immédiatement après la conception. Nous ne chercherons point à donner cette explication, d'autant plus que notre seul but ici est d'indiquer le moyen que la nature emploie pour faire parvenir l'ovule de l'ovaire dans la cavité de l'utérus. »

« Les faits précédents ont démontré que la turgescence avait pour résultat l'élévation (*aufrichten*) des franges de la trompe, et leur application sur l'ovaire. De là il résulte que si le pavillon de la trompe se trouve, dans cet état, le siége d'un grand amas d'humeurs, les organes ainsi rapprochés se trouveront dans des conditions favorables pour que de la lymphe plastique soit épanchée entre eux, et pour qu'il se forme une fausse membrane, absolument comme cela arrive quelquefois dans la poitrine et l'abdomen. Maintenant l'on explique facilement pourquoi ce travail plastique n'a pas pour résultat de faire contracter des adhérences entre les organes génitaux internes et le rectum, ainsi qu'avec les autres parties environnantes, lorsque l'on fait attention que ces dernières parties ne sont point le siége d'une exaltation vitale assez considérable pour donner naissance à un épanchement de lymphe plastique. Dans notre observation, la membrane séreuse de l'ovaire a dû laisser exsuder çà et là de la lymphe plastique, ainsi qu'on doit le préjuger d'après diverses circonstances qu'il est inutile de rapporter. Si la fausse membrane devait passer immédiatement des franges sur l'ovaire, il en résulterait que l'œuf, en déchirant la vésicule de Graaf, n'atteindrait pas l'entonnoir de la trompe, si celui-ci ne saisissait pas complétement l'ovaire au point où existe l'œuf fécondé. Mais l'embouchure de l'oviducte et la fausse membrane formant une enveloppe à l'ovaire, l'œuf pourra encore atteindre la trompe, en supposant même que la vésicule graafienne crevât à un endroit éloigné de l'ouverture de ce dernier, car il tombera dans un espace bien fermé et circonscrit, dont la seule ouverture de sortie est constituée par la trompe.

. . . . . . . . . . . . . . . . . . . . . .

« S'il est vrai, qu'après l'imprégnation, la trompe s'unisse avec l'ovaire par la formation d'une fausse membrane, et non pas seulement d'une manière purement mécanique, l'on se demande de quelle manière et à quelle époque ces lésions organiques sont détruites, puisque chez les femmes qui ont conçu plusieurs fois, la trompe et l'ovaire sont complétement séparés, et n'offrent aucune trace de fausse membrane.

« La séparation de la trompe d'avec l'ovaire, et la disparition de la fausse membrane ne peuvent s'expliquer que par l'action de la résorption : ainsi disparaissent d'autres phénomènes qui n'ont qu'un temps limité ; tels sont le thymus, la membrane pupillaire de Wachendorf, etc. La destination de cette fausse membrane cesse avec l'entrée de l'œuf dans la cavité de l'utérus ; l'exaltation vitale se dirigera alors de préférence vers ce dernier viscère pour le développement de l'embryon ; par là, la fausse membrane appliquée sur la surface extérieure, ne sera plus nourrie et sera résorbée. Il n'y a pas, pour le moment, d'autre explication à donner. Il est aussi impossible de dire à quelle époque de la grossesse s'effectue la séparation de la trompe et de l'ovaire ; il est très-vraisemblable que les liens organiques ne persistent que pendant un court espace de temps, vu qu'ils auraient été découverts plus tôt. »

Je le répète, les faits annoncés par le docteur Panck, et les conséquences physiologiques qu'il en déduit, ont besoin d'être appuyés par des observations ultérieures, et nous sommes loin de les admettre sans plus ample information. Mais l'on doit savoir gré au médecin allemand d'avoir appelé l'attention des observateurs sur un point de physiologie, qui, s'il est conforme aux vues qui sont émises dans le mémoire précité, devra modifier singulièrement plusieurs questions qui ont rapport à la fécondation, ainsi qu'à la cause déterminante des grossesses extra-utérines.

Je ferai une seule remarque, qui servira en même temps à justifier l'analyse que j'ai donnée ici du travail du docteur Panck :

Les phénomènes observés par l'auteur dans les organes génitaux de cette femme sont-ils bien dus à la conception, et cette dernière a-t-elle réellement eu lieu?

Ou bien :

La congestion du système sexuel, la formation d'une membrane caduque dans l'utérus, le gonflement des ovaires, la dilatation d'un follicule graafien prêt à se rompre, l'application de l'oviducte droit sur l'ovaire correspondant, et enfin, la formation d'une fausse membrane destinée à convertir l'espace ovario-tubaire en une poche fermée de tous côtés, de manière à ce que l'ovule ovarien tombe sûrement dans l'embouchure de la trompe, et ne s'égare pas dans la cavité abdominale. — Tous ces phénomènes, dis-je, seraient-ils le résultat, dans cette observation, d'un simple travail menstruel, sans imprégnation?

Ce que nous avons dit précédemment touchant l'analogie frappante qui existe entre le travail qui s'opère dans les organes génitaux, consécutivement à la conception, et celui de la menstruation, est bien propre à suggérer ces réflexions, et à faire désirer que des médecins, placés dans une position favorable, étudient avec soin ce sujet, et parviennent à résoudre la question d'une manière positive.

Si les ovaires sont essentiellement des organes de reproduction ; s'ils ont pour fonction spéciale de fournir, de sécréter les germes ou *œufs* indispensables à la génération d'un nouvel être, il est évident *à priori* que l'abolition complète de leurs fonctions par un état pathologique, ou leur extirpation artificielle auront pour résultat de frapper irrévocablement la femme de stérilité. C'est ce que prouvent, en effet, les observations fournies par la pathologie, et les expériences pratiquées sur les animaux.

L'on sait que de nos jours encore, dans le but de les rendre stériles, puis de les engraisser, on *châtre* les femelles de plusieurs animaux domestiques, telles que les chattes, les chiennes, les truies, etc., c'est-à-dire qu'on leur enlève, au moyen d'une incision faite sur l'abdomen, les ovaires des deux côtés, en laissant intacte la matrice. Aristote et Pline rapportent que l'on pratiquait la même opération sur les femelles des chameaux. Thomas Bartholin dit qu'on l'exécutait de son temps sur des vaches, et il décrit même la manière dont se faisait cette opération : « Ex dissecto inguine sinistrâ manu, « utrumque testiculum (ovarium) cum utero eximunt, « sed avulso tantum testiculo utroque, uterum suo loco « reponunt, et sine alio apparatu, vulnus consuunt » (1). Félix Plater a vu des paysans châtrer des génisses (2). Bien plus, si l'on en croit plusieurs historiens, l'extirpation des ovaires (non malades) aurait été pratiquée jusque dans l'espèce humaine, et cette opération a été discutée longuement par Félix Plater, Diemerbroeck,

(1) THOM. BARTHOLIN, *Anatomia*, cent. 5, epist. LXIV, pag. 259.

(2) F. PLATER, *Observationes medicæ*, Paris, 1641, pag. 261.

et d'autres écrivains; Georgius Francus a même écrit sur ce sujet un petit traité intitulé : *De Castratione mulierum* (in-4. Heidelberg, 1673). Le célèbre Égyptien Athénée rapporte que les Lydiens étaient tellement corrompus, qu'ils châtrèrent les premiers leurs femmes, et Xanthus, historien grec, qui vivait dans le sixième siècle avant l'ère chrétienne, accuse, dans ses Lydiaques, le roi Adramythus de cette cruauté, et dit que les malheureuses soumises à cette opération servaient ensuite en qualité d'eunuques (1). Alexander ab Alexandro assure (2) que plusieurs peuples avaient l'habitude de pratiquer la castration sur leurs femmes, en leur enlevant les deux ovaires. On lit dans Franck de Franknau :
« Certe novi nobilem matronam cui puellæ per inju-
« riam externam, vulnus obtigit in regione pubis; huic
« testes (ovaria) auferebantur, quæ, cæterum sana hac-
« tenus, sterilis mansit » (3). Si l'on en croit Paul Zacchias (4), la castration des femmes était de son temps en usage dans l'Allemagne. De Graaf rapporte, d'après Wier, qu'un châtreur de pourceaux, irrité de la conduite déréglée de sa fille, lui extirpa les deux ovaires, après l'avoir liée convenablement, et la guérit ainsi de ses penchants vicieux (5). Enfin, divers journaux français et anglais ont publié tout récemment une notice du

(1) Voy. ATHÉNÉE, *les Dyphnosophistes* (traduction de l'abbé de Marolles), Paris, 1680, in-4, lib. XII.

(2) *Genialium Dierum*, Leyde, 1673, lib. VI.

(3) FRANK DE FRANKNAU, *Satiræ medicæ*, Leips., 1722, in-8, pag. 40.

(4) *Quæstiones medico legales*, 1655, in-fol., pag. 104.

(5) DE GRAAF, *De mulier. organis*, etc. (biblioth. anat. de LECLERC et MANGET), t. I, pag. 613; BOERHAAVE fait mention du même fait : « Ita «bilis mota est, ut, aperto latere, castraret puellam, quam ab eo tempore «nulla tetigit veneris cupido.» *Prælectiones academicæ*, t. VI, pag. 127.

docteur G. Roberts, qui, dans un voyage qu'il fit en 1841, dans l'Hindoustan, aux environs de Bombay, s'est convaincu que la jalousie des Orientaux, se défiant sans doute de ces êtres mutilés chez lesquels on trouve encore quelques restes de passions, a été jusqu'à préposer des femmes également mutilées, à la garde du zinaah (sérail). Ce voyageur-médecin a eu l'occasion d'observer trois de ces femmes que l'on désigne dans le pays sous le nom de *Hedjera*, et un vieux brahme, avec lequel il put s'entretenir, l'assura qu'on produisait l'atrophie des ovaires en les piquant avec des aiguilles imprégnées dans le fruit encore vert du thelpheul. Le docteur Roberts donne sur ces femmes eunuques des détails très-intéressants, qui peuvent servir à éclairer l'histoire physiologique des ovaires. Je les trancris ici : « Point de gorge ni de mamelon ; l'ouverture du vagin entièrement oblitérée et ne montrant aucune marque de cicatrice... ; atrophie complète du tissu cellulaire aux parties génitales très-prononcée sur le reste du corps, quoique cependant à un degré moindre : pas de hanches, c'est-à-dire aussi peu développées que chez l'homme ; on eût dit que les branches descendantes du pubis et les branches ascendantes de l'ischion s'étaient réunies et soudées à la place que devait occuper le vagin. Les fesses étaient aplaties, les rotules saillantes : point de flux hémorrhoïdal, point d'hémorrhagie nasale pour suppléer au flux menstruel des époques périodiques ; point de désirs vénériens pour l'un ou pour l'autre sexe. Ces femmes étaient grandes, robustes, bien musclées ; elles avaient une voix mâle, des mouvements brusques accompagnés de gestes expressifs (1). »

(1) Voy. *Journ. des Connaiss. médicales*, mars 1843, pag. 171.

D'un autre côté, les exemples de stérilité, produite par une affection profonde et simultanée des deux ovaires, ou par l'absence congénitale de ces organes, sont tellement nombreux, et nous aurons occasion d'y revenir tant de fois dans la suite de ce travail, qu'il est inutile de les rapporter ici (1).

Dans les premiers âges de la vie, les organes génitaux dans les deux sexes sont, comme on le sait, plongés dans un engourdissement, dans une apathie dont ils ne sortent que vers l'époque de la puberté, alors que la nature, après avoir formé l'*individu*, travaille maintenant à la conservation de l'*espèce*, et prépare pour cela les instruments dont elle aura besoin. L'on sait aussi que ce développement, cette nouvelle vie qu'acquièrent les organes génitaux, coïncident exactement avec certains changements, certaines modifications que subit l'organisme : chez le jeune homme, la peau devient plus âpre, plus rude, les muscles se dessinent davantage ; de grêle et flûtée qu'elle était, la

(1) L'on doit à JOHN HUNTER une expérience très-intéressante destinée à montrer l'influence que l'extirpation d'un ovaire seulement exerce sur la génération. Cet illustre médecin prit deux truies bien semblables sous tous les rapports, et, après avoir enlevé à l'une un ovaire, il les soumit toutes deux au mâle. La truie qui était intacte engendra jusqu'à l'âge de huit ans, et pendant cette période de temps (de six ans environ) elle eut trente portées et mit bas cent soixante-deux cochons. L'autre truie, c'est-à-dire celle à qui on avait enlevé un ovaire, engendra jusqu'à l'âge de six ans, et pendant ce laps de temps (de quatre ans environ) elle conçut huit fois, et eut en tout soixante-six cochons. Cette expérience semble prouver que chaque ovaire est destiné à fournir un certain nombre seulement de fœtus, et que l'extirpation de l'un de ces organes, tout en n'exerçant aucune influence sur le nombre de fœtus produits par l'autre, fait que ces derniers sont engendrés dans un plus court espace de temps (*Philosophical Transactions*, année 1787, br. 72, § 11).

voix devient rauque, puis grave et sonore, etc.; chez la jeune fille, le bassin s'élargit, les hanches deviennent plus saillantes, tout le corps prend une certaine rotondité, les mamelles se gonflent considérablement, etc.; l'enfant, enfin, a disparu pour faire place à la femme, et celle qui, tout à l'heure, offrait avec le jeune garçon une identité et une ressemblance telles qu'à peine si l'on pouvait les distinguer l'un de l'autre, s'en sépare maintenant par un intervalle immense, tant sous le rapport des caractères physiques extérieurs que sous celui des affections sensitives et morales. A quoi donc sont dus tous ces phénomènes remarquables? quelle est la *cause excitante* qui leur donne naissance? Pour l'homme, la question n'est pas controversée : l'on s'accorde à regarder toutes ces modifications que subit, à la puberté, l'organisme, et surtout certaines parties de l'organisme, comme étant produites, primitivement ou secondairement (cela nous importe peu pour notre sujet), par les « fondements de la fonction génératrice » (1), c'est-à-dire les testicules qui acquièrent à cette époque une énergie vitale insolite jusqu'alors, et un développement matériel. Qui ne sait que les sujets chez lesquels l'on a enlevé, dans le basâge, les testicules ou détruit l'organisation de ces glandes par une compression lente et graduelle, ne se *revêtent* plus, vers l'époque de la nubilité, des caractères propres à cette période de la vie; qu'ils conservent cette espèce de bouffissure générale si remarquable chez les enfants; que leur voix ne s'altère point; que la peau reste blanche, douce et dépouillée de poils; qu'il y a

(1) BROUSSAIS.

mollesse, flaccidité des chairs, prédominance du tissu cellulaire qui se charge de graisse, etc. ?

Or, puisque nous avons démontré que les ovaires sont chez la femme les représentants des testicules chez l'homme ; qu'ils sont les organes vraiment procréateurs, et les seules parties de la génération qui existent constamment, il est naturel et logique de supposer que tous les changements qui surgissent chez la femme, à l'âge de la puberté, sont aussi le résultat d'une influence sympathique exercée sur toute l'économie par les ovaires, et par les ovaires seulement, indépendamment de la matrice.

Cette *supposition* acquiert le caractère d'un *fait* d'après plusieurs données et quelques observations puisées dans des auteurs très-recommandables.

C'est ainsi que dans les cas d'absence congénitale des ovaires observés jusqu'ici, avec conformation normale de la matrice, plusieurs des phénomènes, ou même tous les phénomènes qui apparaissent ordinairement à la puberté, ne s'étaient point présentés : le bassin ne s'était point élargi de telle sorte qu'il se rapprochait de celui d'un homme (1) ; les mamelles n'avaient pris aucun développement (2) ; la femme avait cessé de croître à l'âge de dix ans (3). Lisez la description que le docteur G. Roberts nous a donnée de ces trois Orientales chez lesquelles on avait déterminé l'atrophie des ovaires, alors qu'elles étaient encore jeunes : les mamelles étaient à peine développées, le tissu cellulaire général était beau-

(1) *Répertoire d'Anatomie pathologique*, t. V, pag. 99.

(2) CASPER'S WOCHENSCHRIFT, 8 mai 1841.

(3) *Edimb. med. and surgical Journal*, t. III, pag. 105, année 1807 ; voy. aussi *Philosophical Transactions*, t. XCV.

coup moins prononcé qu'à l'état ordinaire, le bassin ressemblait à celui d'un homme, les fesses étaient aplaties, les rotules saillantes, la voix était forte et semblable à celle du sexe mâle, etc.

D'un autre côté, on rapporte un assez grand nombre d'exemples d'absence congénitale de la matrice, *les ovaires ou au moins l'un d'eux persistant et ne présentant rien d'anormal.* Or, dans les cas de ce genre qui sont accompagnés de quelques détails, les signes ordinaires de la puberté existaient, et rien ne rappelait, chez les femmes qui avaient présenté ce vice de conformation, la constitution masculine (1).

« Une jeune femme, dit M. Elliotson (*Cyclopedia of pract. med.*, t. III, p. 226), vint me consulter pour une aménorrhée ; elle n'avait jamais été menstruée, et cependant elle éprouvait de vives douleurs tous les mois. Je soupçonnai d'abord une affection organique, et je demandai la permission d'examiner l'utérus, mais la malade ne voulut pas y consentir, et je fus longtemps sans en entendre parler. M'ayant consulté de nouveau, elle m'apprit que depuis un an elle était mariée, mais qu'elle n'avait jamais été menstruée........... Peu de temps après le mari vint me voir et m'apprit qu'il n'avait pas rencontré d'obstacle dans la perpétration du mariage, mais que sa femme avait éprouvé de vives douleurs. L'on me permit alors d'examiner les parties, et je ne trouvai point de vagin. Chaque mois, la malade souffrait beaucoup dans le bassin, et ressentait tous les

(1) Voy. *Archives générales de médecine*, t. XX, pag. 546; *Medico-chirurgical Transactions*, juillet 1842, chap. XII; *Journal des Connaissances médicales*, septembre 1842, pag. 374, et t. V, pag. 249; *Mém. de la Soc. méd. d'émulation*, t. II.

symptômes de la menstruation, sauf l'écoulement sanguin. A ma demande, M. Henry Cline plongea un bistouri entre les grandes lèvres, mais il ne trouva rien : on ne découvrit point d'utérus........... *Bien qu'il n'y ait point ici de matrice, il était évident, d'après l'aspect des mamelles et d'autres circonstances, que les ovaires étaient bien développés.* »

Sur une femme âgée de vingt-trois ans, et qui s'était toujours bien portée, Pott enlève, à l'hôpital Saint-Barthélemy, de Londres, les *deux ovaires* herniés.—Après l'opération, la malade est devenue plus maigre, et en apparence plus musculaire, c'est-à-dire que le tissu cellulaire général s'est en partie atrophié ; son sein qui était très-gros s'affaissa, et *les règles n'ont jamais reparu* (1). A-t-on jamais vu ces modifications organiques et physiologiques suivre l'amputation d'une partie de la matrice, ou même l'extirpation complète de cet organe ?

L'anatomie comparée fournit aussi des arguments en faveur de l'opinion que nous défendons ici. Dans les animaux chez lesquels la séparation des sexes est encore plus marquée que dans l'espèce humaine ; chez ceux dont les mâles ou les femelles sont fournis de certains appendices, tels que cornes, plumes, crêtes, etc., qui les distinguent matériellement les uns des autres, l'extirpation des testicules ou des ovaires a pour résultat d'empêcher le développement de ces appendices ; et les fonctions reproductives étant nulles, toute la vie se concentre, pour ainsi dire, dans la digestion et l'assimilation, et abandonne les soins qu'elle avait mis à la

(1) POTT, *Traité des hernies*, 1765, sect. 5.

conservation de l'espèce, pour travailler *derechef* au développement de l'individu.

Le docteur Yarrel, cité par M. Lée (1), a montré que dans les cas où, chez de jeunes oiseaux, les ovaires sont flétris et atrophiés par suite de maladie, la poule se revêt quelquefois du plumage propre au mâle. « Ainsi, chez plusieurs mulets (poules dont le plumage ressemble à celui du mâle), l'on a trouvé l'ovaire altéré de diverses manières ; quelquefois les oviductes étaient enflammés, et leurs parois internes adhérentes de manière à ce que leur calibre fût oblitéré dans plusieurs endroits ; d'autres fois, les ovaires étaient flétris, d'une couleur noire, et ne paraissaient jouir d'aucune faculté de maturation. Chez les oiseaux avancés en âge, l'on peut alléguer que la destruction de l'ovaire et les modifications du plumage, participent seulement à l'oblitération générale amenée par l'âge, et que l'une ne dépend point de l'autre ; mais on répond à cette objection, en observant que la destruction maladive de l'ovaire, chez les jeunes oiseaux, produit des modifications semblables, et que la destruction artificielle de l'oviducte est suivie d'une altération, incomplète il est vrai, mais identique, sous plusieurs rapports, à celle que nous avons mentionnée. »

Enfin, l'on observe souvent dans la classe des oiseaux, que les femelles, après avoir cessé de pondre, c'est-à-dire après que leurs ovaires ont cessé d'agir, perdent graduellement les traits particuliers à leur sexe, et acquièrent ceux qui caractérisent le mâle (2). Or,

(1) *Cyclopedia of practical medicine* (article *Ovaria*).

(2) Blumenbach, *De nisus formativ. aberrationibus*, 1813, pag. 8, in-4.

l'approche de la vieillesse, chez la femme, est assez fréquemment annoncée par le développement de poils au menton (ce qui la rapproche encore, sous ce rapport, de l'homme) (1). « Le léger duvet de la jeunesse acquiert sur le visage une épaisseur, une longueur, une résistance que l'on ne voudrait lui trouver que dans l'homme (2) » ; et, qui plus est, d'après le docteur Elliotson (3), ces changements remarquables arrivent quelquefois par suite d'une affection profonde des deux ovaires.

De ces faits, que l'on pourrait encore multiplier, nous devons conclure que l'activité des grands organes de la génération, — les *testicules* dans le mâle, et les *ovaires* dans la femelle,—est liée d'une manière si intime avec tous les phénomènes qui se manifestent à l'époque de la puberté, dans les autres parties du système générateur, et dans toute l'économie en général, que le développement de ces phénomènes est empêché si ces organes essentiels de reproduction sont préalablement enlevés, et qu'il est en rapport avec l'évolution et l'activité de ces derniers ; que chez la femelle, enfin, l'extirpation des ovaires, dans le bas-âge, produit sur tout l'organisme des effets identiques à ceux que l'on observe chez le mâle consécutivement à l'ablation des testicules, mais dans un sens opposé, c'est-à-dire que la femelle acquiert, sous l'influence de cette opération, les caractères du mâle, et *vice versâ*.

(1) Voy. Burlen, *De fœminis ex suppressione mensium barbatis*, Altorf, 1664, in-4.

(2) Cabanis, *Rapp. du phys. et du moral de l'homme*, 5e mém., § 13.

(3) *Éléments de phys. du docteur* Elliotson, pag. 536 ; voy. aussi *Philosoph. Trans.*, 1817.

Mais l'influence des testicules et des ovaires sur tout l'organisme étant reconnue, il resterait encore à déterminer si cette influence est *primitive,* ou bien, ainsi que le pense Cabanis, si ces organes étant, de commun avec tout le système, soumis à une impulsion primitive ou *nisus* (siégeant probablement dans le système nerveux primitif), doivent à cette dernière leurs caractères distinctifs, tandis que, par cela même, les *influences secondaires* qu'ils exercent sont modifiées de telle manière, qu'ils déterminent la différence spéciale des sexes. Ce grand problème de haute physiologie n'a pas été et ne sera peut-être jamais résolu. Ce qu'il nous importe ici, c'est de connaître les relations sympathiques qui existent entre les ovaires et certaines parties de l'organisme, relations dont on a bien gratuitement doué presque exclusivement la matrice, qui, très-souvent, y est étrangère, du moins primitivement.

L'on admet généralement que les connexions de l'utérus avec l'organisme entier sont tellement étroites, que cet organe réagit, lorsqu'il est affecté d'une manière quelconque, sur toute l'économie, sur les viscères de la digestion, de la circulation, sur les organes moteurs, etc., qui présentent alors des symptômes morbides, bien que, par eux-mêmes, ils soient *matériellement* exempts de toute espèce de maladie; et même, pour expliquer les phénomènes si variés et si singuliers que l'on observe dans ces cas, les anciens n'avaient trouvé rien de mieux que de supposer que la matrice pouvait, à l'instar d'un *animal furieux,* quitter la place qu'elle occupe dans le bassin, se déplacer à son loisir, remonter dans la poitrine, à la gorge, pour redescendre dans le bassin, et porter ainsi dans tous les viscères, le trouble dont on supposait qu'elle était le siége. Or, je le demande, est-il possible, d'après les considérations précédentes, de priver de toute sympathie avec les autres parties de l'économie, les ovaires, c'est-à-dire les seuls organes de la *reproduction* chez la femme, imprégnés à un haut degré de fluide vital, sanguin et nerveux, doués enfin de tout ce qui constitue des parties richement organisées? Nous ne le pensons pas; et sans prétendre enlever à l'utérus ses sympathies avec l'organisme en général, nous croyons par les réflexions précédentes et par les faits qui seront consignés plus loin, que les ovaires sont doués de cette même propriété à un plus haut degré que la matrice, ou au moins qu'ils sont les agents *primitifs* de ces sympathies, et qu'ils les communiquent à l'utérus, lequel réagit en second lieu sur l'organisme.

Ces relations sont nombreuses; nous indiquerons les trois principales :

1° *Relations des organes reproducteurs avec la peau.* — Elles sont bien manifestes dans l'espèce humaine, mais surtout chez les animaux. Douce, polie, comme veloutée chez la jeune femme, et doublée à sa face interne par du tissu cellulaire très-graisseux, la peau est chez l'homme, rude, âpre, recouverte de poils, appliqués presque immédiatement sur les muscles; et même, chose remarquable, elle revêt graduellement ces derniers caractères chez la femme avancée en âge, alors que les ovaires perdent aussi graduellement leur activité *menstruelle* et *fécondante,* et qu'ils s'atrophient. Chez certains animaux, le système cutané exhale une odeur forte, pénétrante, et leur chair ne devient mangeable qu'autant qu'on les a soumis à la castration; dans d'autres, les mâles sont fournis de certains phanères dont les femelles sont privées, et toutes ces particularités sont surtout bien marquées à l'époque des amours, c'est-à-dire à la période de la plus grande excitation sexuelle, et précisément à l'époque où les testicules et les ovaires développent la plus grande énergie vitale. L'on a constaté aussi que chez les eunuques, la transpiration était acidule et n'avait pas l'odeur caractéristique du sexe mâle. Tout le monde connaît cette odeur particulière, *sui generis*, qu'exhale le corps de la femme. Et remarquez que l'on trouve des femmes dont le retour menstruel s'accompagne de transpirations singulières, à odeur marquée; ou bien de petits exanthèmes, de changements de coloration des paupières. Il n'y a pas jusqu'aux cheveux qui ne s'en ressentent parfois; chez quelques femmes, ils bouclent moins (1).

2° *Relations des ovaires et des testicules avec la région lombaire.* — « Il existe, dit un médecin moderne, le docteur Laycock (2) à qui nous empruntons plusieurs de ces remarques, une influence exercée par les organes sexuels (et l'auteur comprend ici les testicules et les ovaires) sur les tissus musculaires et osseux de cette région, influence que ne possède aucun autre viscère, et qui est évidente si l'on fait attention à la différence qui existe entre le bassin et l'abdomen chez l'homme et chez la femme » (3). Cette proposition n'a pas besoin de commentaire.

(1) *Journal des Connaissances médico-chirurgicales*, août 1841, pag. 86.

(2) *A Treatise of the nervous diseases of women*, Lond., 1840, in-8.

(3) La plus grande capacité du bassin chez la femme, lequel contient les principaux organes de la génération et qui doit contenir et livrer passage au produit de la conception, est due à l'expansion plus considé-

3° *Relations des ovaires et des testicules avec la région thoracique.* — Elles sont les plus frappantes de toutes. Depuis Hippocrate jusqu'à nos jours, l'on a observé la relation des organes sexuels avec le col et le larynx. Dans le plus grand nombre des animaux, l'on observe chez le mâle un volume supérieur du col et de la région thoracique; les organes contenus sont aussi plus développés; certaines maladies des viscères thoraciques sont beaucoup plus communes chez les hommes que chez les femmes : telles sont l'anévrisme du cœur, l'asthme thoracique, l'angine de poitrine, etc. Les relations des tissus glanduleux de cette région avec le système sexuel sont aussi très-remarquables : tout le monde sait que la parotidite est souvent accompagnée d'une affection des testicules chez l'homme et des mamelles chez la femme (peut-être même des ovaires); l'on rapporte plusieurs cas d'affections concomitantes et semblables des ovaires et des seins; les maladies vénériennes se montrent souvent à la gorge; les mamelles se gonflent et sont le siége d'une espèce de titillation à l'époque des règles (1) et dans la conception; le développement d'une

rable des os iliaques, tandis qu'en même temps l'angle formé par la réunion des os pubis augmente d'ouverture, et que le sacrum forme une concavité plus prononcée; le coccyx lui-même est plus flexible.

(1) J'en ai un exemple remarquable dans ma pratique. C'est une femme de trente-cinq ans à qui j'extirpai un polype des fosses nasales, et qui porte depuis huit ans environ, dans la région des ovaires, deux tumeurs grosses comme le poing, excessivement dures au toucher, très-mobiles, et que je crois, par diverses circonstances, de nature cancéreuse. L'utérus n'offre aucune altération sensible chez cette malade, les règles n'ont jamais cessé de paraître, quoique très-irrégulièrement, et en quantités variables; mais ce qui est digne de remarque, c'est que chaque époque menstruelle est précédée d'un gonflement manifeste des deux seins, accompagné d'une douleur assez vive pour empêcher le sommeil. Ces

affection chronique des ovaires est souvent précédé ou accompagné d'un engorgement des mamelles et de l'afflux du lait dans ces parties (1). Les chapons et autres animaux perdent l'éclat de leur voix par la castration ; la plupart des femelles d'oiseaux ne chantent pas et les mâles se taisent après l'époque des amours. Ne serait-ce pas aussi à cette connexion, qui existe entre les ovaires et la région thoracique, que serait due cette sensation de constriction que les femmes éprouvent à la gorge pendant une attaque d'hystérie? L'on peut assurer que le siége précis des affections dites hystériques est encore à connaître, et toutes les autopsies cadavériques que l'on a faites, tous les arguments que l'on a publiés pour résoudre cette question, n'ont été suivis jusqu'ici d'aucun résultat décisif. Le mot *hystérie* (ὕστερον, *uterus*) veut dire assez que l'on a considéré les symptômes que l'on observe dans cette affection, comme étant dus à une maladie de la matrice; mais bien certainement, s'il en est ainsi, cette maladie n'est très-souvent, je dirai même dans la majorité des cas, que *fonctionnelle,* et n'altère en aucune manière, physiquement du moins, le tissu de ce dernier organe. Combien de femmes, qui avaient succombé à tous les symptômes de l'hystérie, n'ont présenté après la mort aucune affection de l'utérus! Et, d'un autre côté, combien d'*hystérites chroniques,* de dégénérescences squirrheuses, encéphaloïdes, fibreuses, de la matrice, constatées sur le cadavre, n'ont développé pendant la vie des sujets, aucun phénomène hystérique? S'il était toujours permis en médecine de rattacher les symp-

phénomènes durent trois ou quatre jours, et leur disparition graduelle coïncide exactement avec la cessation de la métrorrhagie.

(1) W. Campbell, *loc. cit.*, pag. 577.

tômes morbides qui se passent sous nos yeux, à une altération matérielle et physique de nos organes; si, en d'autres termes, toutes les lésions *fonctionnelles* étaient constamment accompagnées de lésions *organiques sensibles*, il serait aussi rationnel, d'après les observations cadavériques qui ont été faites jusqu'à ce jour, d'attribuer l'hystérie à une affection des ovaires, qu'à celle de la matrice. L'on trouve, en effet, dans Riolan (1), Blancard (2), Binninger (3), Vésale (4), Diemerbroeck (5), Morgagny (6), Villermey (7), Rullier (8), et beaucoup d'autres auteurs, un grand nombre d'observations de femmes hystériques chez lesquelles l'examen nécroscopique démontra, pour toute altération, une tuméfaction des ovaires, jointe à des vésicules de Graaf nombreuses et remplies d'un fluide albumineux, tandis que la matrice et les autres viscères, thoraciques et abdominaux, étaient parfaitement sains. Mais, encore dans ces cas, il est impossible de déterminer, d'une manière positive, s'il existe une corrélation entre les phénomènes morbides des ovaires et les symptômes hystériques observés pendant la vie; si ces derniers sont bien réellement les effets des premiers, ou s'ils en sont indépendants. Tout ce que l'on pourrait dire sur cette question ne dépasserait pas les bornes d'une simple hypothèse, et nous ai-

(1) *Anthropographie*, 1618, in-8, pag. 415.
(2) *Prax. med.*, pag. 175.
(3) *Observationes medicæ*, 1673, pag. 239, observ. 90.
(4) *Corporis humani fabrica* (édit. de Boerhaave), pag. 459 et 460.
(5) *Opera omnia anatomica et medica*, 1687, in-fol., pag. 307.
(6) *De Sed. et caus. morb.*, litt. XLV, art. 23.
(7) *Dict. des Sc. médicales.*
(8) Voy. Fourcade Prunet, *Malad. nerveus. des auteurs*, Paris, 1828, pag. 329.

mons mieux nous abstenir que d'émettre une opinion qui aurait besoin d'être appuyée par un grand nombre de faits bien constatés sur le cadavre, en même temps que l'on étudierait, sans idées préconçues, les connexions qu'ils peuvent avoir avec les phénomènes observés pendant la vie.

Mais remarquons bien qu'il serait absurde de croire que les ovaires ne peuvent pas, n'étant matériellement le siége d'aucun état anormal, engendrer des phénomènes sympathiques et morbides, des accès d'hystérie. Bien au contraire, je ne conçois pas qu'une altération profonde d'un organe ait la faculté d'augmenter, de rendre plus sensibles les sympathies normales ou physiologiques exercées par ce même organe. Qui ne sait que les maladies chroniques font perdre aux viscères leur exercice? qu'une excitation du cerveau, par exemple, exalte les mouvements intellectuels, les sensations, etc., et qu'une excitation plus forte, qui amène la phlogose, les paralyse? Il ne serait donc pas impossible que des convulsions hystériques fussent dues à l'action *sympathique exagérée* des ovaires, à une espèce de *névrose* de ces organes, bien qu'à l'autopsie l'on ne trouve dans le système sexuel aucune trace qui indique que les organes de la reproduction, chez la femme, aient souffert.

Si l'on se rappelle, du reste, les connexions anatomiques et physiologiques des ovaires avec tout l'organisme, et l'influence si remarquable que ces glandes exercent sur ce dernier, il n'est pas difficile de comprendre comment elles peuvent, en agissant sur la portion dorso-lombaire du cordon spinal, et sur les ganglions respiratoires, donner naissance, par une véritable *action réflexe,* aux symptômes les plus variés dans des organes éloignés et différents, tandis qu'en même temps les nerfs moteurs et organiques seront impliqués.

C'est ici le lieu de parler de la *chlorose,* maladie dont plusieurs auteurs ont rangé et rangent encore la cause primitive dans le système sexuel, et spécialement dans les ovaires qui forment la base de ce dernier. L'on a dit : Comparez les phénomènes qui accompagnent le développement normal des organes sexuels avec ceux que l'on observe dans le cas où ces derniers restent, à l'âge de la puberté, dans l'asthénie, l'inertie de l'enfance ; vous serez conduit à en déduire que le corps est à l'état normal et qu'il s'accroît naturellement jusqu'à la puberté, mais qu'au delà de ce temps, cet accroissement ne peut aller plus loin sans être aidé par le stimulus des organes sexuels dont les ovaires sont la partie la plus importante ; de sorte que si ceux-ci sont bien développés et actifs, l'organisme se trouvera dans l'état normal ; sinon, toute l'économie souffrira et les symptômes de la chlorose seront la conséquence d'une telle inertie des organes reproducteurs de la femme. Un homme ou un autre animal privé de ses testicules, par la castration, devient bouffi, mollasse, indolent, à cause de l'absence du stimulus produit par ces organes ; résultats qui ressemblent quelque peu à l'état chlorotique de la femme, privée du développement des organes sexuels.

Cette manière de considérer la chlorose est professée par Cullen (1), Cabanis (2), M. Roche (3), etc., et diffère peu de celle d'Hippocrate et de Sydenham qui, sans spé-

(1) *Éléments de médec. prat.* (trad. de Bosquillon), t. II, pag. 136.
(2) *Rapp. du phys. et du mor. de l'homme,* 5e mém.
(3) *Pathologie médico-chirurgicale,* t. II, pag. 593.

cifier l'origine précise des affections chlorotiques, les attribue à une asthénie des organes génitaux.

Il faut avouer que plusieurs des circonstances qui précèdent et qui accompagnent la maladie connue sous le nom de chlorose, ou pâles couleurs, donnent un grand poids à cette opinion, mais le tort des pathologistes a été de la trop généraliser et de ne pas établir des distinctions entre des symptômes semblables au premier abord, mais qui cependant diffèrent beaucoup les uns des autres, tant sous le rapport de la cause prochaine qui leur donne naissance, que sous celui de leur nature intime et de leur essence.

Qu'entend-on, en effet, généralement par le mot de chlorose? Un ensemble de symptômes caractérisé par la pâleur de toute la surface du corps, la flaccidité des chairs, la bouffissure de la face qui offre une couleur de cire, la dépravation des fonctions digestives, des battements de cœur au plus léger exercice, le bruit de soufflet dans les gros tubes artériels, la faiblesse, l'abattement général, un trouble dans le système nerveux, la décoloration et l'hyperhudrie du sang, quelquefois des accès de névralgie, etc., etc. Il suffit qu'un sujet présente tous ces phénomènes réunis, ou même quelques-uns d'entre eux seulement, pour qu'on dise qu'il est affecté de chlorose, qu'il est chlorotique, sans rechercher, du reste, quelle est la cause efficiente qui a donné naissance à ces phénomènes, quel est leur siége primitif.

Il existe, cependant, bien certainement plusieurs espèces de chlorose, en comprenant sous cette dénomination tous les états de l'économie caractérisés par les symptômes d'*anémie* que je viens d'énumérer, et c'est pour ne pas avoir toujours fait ces distinctions que l'on a désigné sous le même nom plusieurs états morbides qui diffèrent les uns des autres quant à leur cause prochaine.

Je voudrais que l'on appliquât exclusivement le nom de *chlorose* (*chlorosis virginea*) à cette affection si commune chez les jeunes filles qui sont parvenues à la puberté, dont le phénomène le plus frappant et le plus constant est la ménostasie, et dans laquelle l'économie entière est imprégnée (que l'on me permette ici cette expression) d'un vice radical des solides et des liquides, tandis que l'anémie générale (qui ressemble si bien par ses caractères extérieurs à la chlorose) produite par des pertes de sang abondantes, des métrorrhagies, la privation d'un bon air, une mauvaise alimentation, etc., serait étudiée à part et comme conséquence des circonstances physiques qui lui ont donné naissance.

Considérée de cette manière et retranchée dans ses propres limites, la chlorose ne peut vraiment pas être attribuée à une autre cause qu'à une asthénie, un arrêt de développement, ou plutôt à un non-développement du système sexuel, et par conséquent des ovaires qui sont les arcs-boutants, si je puis m'exprimer ainsi, de l'appareil générateur; en d'autres termes, les ovaires sont, dans cette affection, plongés dans l'engourdissement de l'enfance, et la preuve c'est que, étant à l'état normal, les agents essentiels et les excitants de la menstruation, ce phénomène physiologique est nul chez les chlorotiques, ou, si on l'observe encore chez quelques malades, le flux sanguin est peu abondant, ne dure que peu de temps, et est très-irrégulier dans son apparition. D'un autre côté, c'est un fait presque passé en proverbe, que les filles atteintes de pâles couleurs, sont inféconde, et l'on attribue cette circonstance à l'absence des règles qui ne sont que l'effet d'une action physiologique, dont un organe, — l'ovaire, — est le foyer.

Outre l'influence si remarquable qu'exerce sur toute la constitution en général la destruction ou l'ablation, dans le bas-âge, des deux testicules, cette opération a encore pour résultat, comme on le sait, de détruire toute espèce de désirs pour l'acte vénérien : l'appétence pour le rapprochement sexuel est nulle chez l'être ainsi dégradé et réduit à l'état d'*individu,* et cette impulsion aussi vive qu'irrésistible qui nous porte à accomplir le vœu de la nature, est, chez lui, pour toujours anéantie. Or, puisque les ovaires sont, chez la femme, les représentants des testicules chez l'homme, l'on se demande naturellement s'ils ne constitueraient pas, pour la première, les excitants essentiels et primitifs des jouissances vénériennes, s'ils ne seraient pas la source du penchant à l'amour, et s'ils ne formeraient pas un centre où les parties génitales externes, et surtout le clitoris, iraient puiser leur excitabilité, leur impressionnabilité, absolument comme le pénis, qui ne devient apte à remplir ses fonctions que lorsque les testicules ont assez d'énergie pour lui communiquer (médiatement ou directement) une stimulation convenable. Telle était la manière de voir de Haller (1); telle est aussi celle d'un célèbre anatomiste moderne, Carus de Dresde, et d'un très-grand nombre d'autres pathologistes, qui, sans spécifier d'une manière bien explicite leur manière de voir à cet égard, la font assez percer dans leur mode d'inter-

(1) *Éléments de Physiologie*, t. VIII, lib. XXIX, sect. 1, pag. 8.

préter les maladies qui sévissent sur le système sexuel de la femme. Les deux premiers écrivains ajoutent que la propension de la femme aux plaisirs de Vénus est en raison directe du plus ou moins de vitalité dont jouissent les ovaires, et même de leur volume plus ou moins considérable et de leur turgescence.

Voici, à l'appui de cette opinion, quelques observations auxquelles on joindra encore les considérations que j'ai émises précédemment.

Chez une femme de quarante-huit ans, morte d'une pneumonie, et qui n'avait jamais eu d'enfants, quoique mariée depuis plusieurs années, l'on trouva les ovaires transformés en deux kystes remplis d'une bouillie sanieuse, sans aucune trace d'organisation ; — son mari a déclaré qu'elle n'avait jamais senti de désirs, et qu'elle avait toujours assuré n'éprouver aucune espèce de jouissance aux approches conjugales (1).

M. J. A. Coock a communiqué, le 22 mai 1835, une observation intéressante de l'expulsion spontanée de l'utérus *et de ses appendices,* peu de temps après l'accouchement ; — cessation immédiate de la sécrétion des seins ; l'acte du coït ne produit plus les mêmes sensations qu'avant (2).

Dans le cas d'absence congénitale des deux ovaires, rapporté par Colombi, le coït était toujours accompagné, chez la femme affectée de ce vice de conformation, de vives douleurs (3).

Une fille de vingt-sept ans, qui manquait complétement de matrice, et dont les ovaires étaient même plus

(1) *Annales physiolog.* de Broussais, t. VIII, pag. 10.
(2) *Journ. des Connaiss. méd.-chirur.*, t. IV, pag. 165.
(3) FRANK DE FRANKNAU, *Satiræ medicæ,* pag. 41.

volumineux qu'à l'état normal, s'était livrée souvent au coït, et avait avoué y éprouver du plaisir (1).

Bonnet rapporte l'histoire d'une jeune fille de qualité qui avait contracté un amour secret; l'obstacle à ses désirs lui causa la mort : on trouva les ovaires gonflés et contenant des vésicules volumineuses (2). Brendel, Santorini, Blancard, Drelincourt, Schurigius, etc., rapportent des cas semblables (3).

L'on sait que les jouissances vénériennes sont, chez les femmes, beaucoup plus vives quelques jours avant les règles qu'à toute autre époque, alors que les ovaires sont le siége d'un degré insolite d'excitation. Et, d'un autre côté, les règles sont plus abondantes chez les femmes voluptueuses que chez celles qui vivent dans la chasteté (4). Les femmes livrées à la volupté, dit Pinel (5), et à la bonne chère, éprouvent le renouvellement des menstrues à chaque semaine.

Tous les jours on extirpe les ovaires à des chiennes, à des chattes, etc., non-seulement pour les rendre stériles, mais encore pour leur enlever tout désir pour la copulation. Les truies auxquelles on a fait subir l'opération de la castration, dit Haller, n'entrent plus en chaleur, et ne paraissent pas éprouver le besoin des approches du mâle. — *Castrata animalia fœminas putamus,* écrit de Graaf (6), *non solum fœcunditate destituuntur, sed venereæ voluptatis omnem deponunt appetitum.*

(1) *Archives générales de médecine*, t. XX, pag. 548, et octobre 1840, pag. 209; *Journ. des Conn. méd.-chirurg.*, t. III, pag. 216.

(2) Théophile Bonnet, *Sepulchretum,* sect. 8, pag. 216.

(3) *Voy.* Boerhaave, *Prælectiones anatomicæ,* passim.

(4) Burdach, *Physiologie,* t. I, pag. 289.

(5) *Nosographie philosoph.*, 1re édit., an VI, t. I, pag. 274.

(6) *De Mulier organis*, etc., biblioth. anat. de Manget, t. I, p. 615.

Un accoucheur anglais, Robert Gooch, a connu une femme dont les organes sexuels ne prirent aucun développement à l'époque de la puberté; les mamelles étaient flasques; la hauteur du corps était de quatre pieds seulement; la croissance avait cessé à dix ans. A l'autopsie on trouva chez cette femme, morte à l'âge de vingt-huit ans, les ovaires aussi petits que ceux d'un enfant. Or, dit l'auteur, cette femme fut privée des impulsions primitives à son sexe (1).

Je citerais encore l'histoire de ce châtreur de pourceaux qui enleva à sa fille les deux ovaires pour la guérir de ses inclinations vicieuses, et qui réussit.

Partant de ces données physiologiques, ces mêmes écrivains (Haller, Carus, etc.) ont cherché à expliquer la nymphomanie en supposant que les ovaires étaient, dans cette maladie, le siége d'une irritation, ou même d'une inflammation (Carus), qu'il y avait là une véritable ovarite (2). Cette dernière opinion a été admise par plusieurs auteurs sans qu'ils aient cherché à s'assurer de son exactitude; elle est, ce me semble, insoutenable. A-t-on jamais vu l'orchite occasionner le satyriasis? L'ovarite est-elle accompagnée de nymphomanie? Loin de là; cette dernière phlegmasie coïncide fréquemment avec un état opposé des sensations de la malade. Il peut très-bien se faire qu'une surexcitation vitale des ovaires, et partant, la turgescence de ces organes par une surabondance de fluides, puisse, en réagissant sur le système nerveux en général, et particulièrement sur les trompes nerveuses répandues à la surface des organes

(1) *Lectures on Midwifery*, etc., Londres, 1850, in-8, chap. 1, sect. 2.

(2) CABANIS regarde aussi la nymphomanie comme le résultat d'une inflammation lente des ovaires et de la matrice (5e mém., § 2).

génitaux externes, donner quelquefois naissance à des symptômes de nymphomanie, ou au moins *aider* le développement de cette affection; mais que l'on localise exclusivement la nymphomanie dans les ovaires, et qu'on lui donne pour cause matérielle une inflammation viscérale, une ovarite, cela me paraît impossible à admettre. Il est beaucoup plus rationnel et plus conforme à l'observation d'attribuer cette singulière maladie à une irritation des organes génitaux externes, c'est-à-dire du vagin et de l'appendice clitoridien, absolument comme le priapisme est souvent le résultat d'une phlogose, spécifique ou non, du canal de l'urèthre chez l'homme, à moins cependant que l'on ne veuille faire de la nymphomanie, suivant l'exemple de Boisseau (1), une *névrose* des ovaires.

Ici se terminent les considérations anatomiques et physiologiques que nous avions à tracer sur les organes de la reproduction chez la femme : sur les ovaires. Loin de nous la prétention d'avoir vaincu toutes les difficultés que ce sujet présente; plus d'un *dignus vindice nodus* reste à débrouiller. Mais les inductions générales qui résultent de ces faits sont telles que le fameux axiome de Van Helmont : « *Propter solum uterum mulier est id quod est,* » me semble devoir être remplacé par le suivant :

*Propter solum ovarium, mulier est id quod est.*

(1) *Nosographie organique*, t. III, pag. 803.

# MALADIES

# DES OVAIRES.

L'on peut assurer sans crainte qu'il n'y a pas chez la femme un organe qui présente une plus grande variété d'altérations pathologiques que les ovaires : inflammation et ses conséquences, épanchements sanguins, collections purulentes, dégénérescences squirrheuses, encéphaloïdes, fibreuses, stéatomateuses, tuberculeuses, productions mélaniques, cartilagineuses, osseuses, calcaires, déplacements, hernies, etc., tout s'y trouve ; et en outre, ces organes sont quelquefois le siége d'altérations morbides que l'on ne rencontre nulle autre part aussi fréquemment.

Il est intéressant de rechercher la cause de cette remarquable prédisposition des ovaires à subir des *transformations* pathologiques, et à devenir le siége de *dépositions* anormales sans analogues dans l'économie : on la trouvera, je crois, dans la structure et dans la nature des fonctions que ces glandes sont appelées à remplir.

« La texture éminemment vasculaire, spongieuse, érectile de l'ovaire, dit M. Cruveilhler (1) ; le grand dé-

(1) *Anatomie pathologique*, 5e livraison, pag. 4.

veloppement, eu égard à son volume, de ses vaisseaux, et surtout de ses veines ; la nature de ses fonctions qui le fait participer si activement à l'orgasme du coït, et les divers troubles auxquels est exposé l'acte de la fécondation ; l'âge du retour qui porte principalement sur cet organe ; voilà les circonstances principales qui expliquent et la fréquence, et le caractère particulier de ses maladies. »

Un fait qui frappe tout d'abord dans l'étude physiologique des organes reproducteurs (ovaires), et gestateurs (matrice) de la femme, c'est la *difficulté* avec laquelle s'exécutent leurs fonctions, et le travail *presque* pathologique qui préside à ces dernières ; c'est à un tel point que l'on a mis en question de savoir si les phénomènes dont les organes génitaux deviennent le siége à certaines époques de la vie, devaient être considérés comme un travail anormal ou maladif, plutôt que comme une action purement fonctionnelle ou physiologique. Ainsi, par exemple, l'utérus s'engorge de sang, se congestionne tous les mois ; — or, de la congestion à l'inflammation il n'y a qu'un pas ; dans la conception, les vaisseaux utérins construisent la membrane caduque, et pour cela, ils laissent exsuder à la surface interne de l'utérus, de la lymphe plastique ; c'est-à-dire qu'il se développe ici un travail analogue à celui qui accompagne ou au moins qui suit une certaine période de l'inflammation ; dans la parturition, à combien d'efforts se trouve soumis l'utérus ! Que de causes nombreuses et puissantes viennent ici se réunir pour engendrer de la phlogose et les maladies qui en sont la suite ! L'on ne doit donc pas s'étonner que la matrice soit si fréquemment malade, et qu'elle acquière dans l'histoire pathologique de la femme une très-grande importance.

Ces remarques s'appliquent exactement aux ovaires : la séparation de l'ovule peut être comparée à l'élimination d'un corps étranger ; il se développe pour cet effet, des phénomènes vraiment inflammatoires, circonscrits, il est vrai, dans un point très-limité, mais qui peuvent, cependant, se propager à l'organe entier et le phlogoser. D'une autre part, l'existence des vésicules ovariennes, le léger épanchement de sang qui accompagne nécessairement la rupture d'une capsule graafienne, et les corps jaunes eux-mêmes, qui sont le résultat de cette rupture, peuvent bien devenir les germes ou noyaux de ces vastes kystes et de ces productions morbides que l'on rencontre si souvent dans les ovaires, et qui sont si rebelles aux moyens thérapeutiques.

Dans des considérations générales sur les organes reproducteurs de la femme, nous avons comparé les ovaires avec les testicules ; nous avons vu que ces organes offrent entre eux une grande analogie tant sous le rapport anatomique, que sous celui de leur rôle physiologique. L'on est alors naturellement conduit à se demander si, susceptibles d'être rapprochés des testicules par leurs fonctions dans la génération et par leurs caractères anatomiques, les ovaires ne peuvent pas être encore assimilés à ces dernières glandes par leurs maladies. Mais ce serait abuser de l'analogie que de vouloir faire un tel rapprochement, et les faits viendraient bientôt renverser l'échafaudage qu'auraient élevé des théories systématiques.

Observons, en effet, que placés en dehors du bassin, les testicules, différents en cela des ovaires, sont soumis à un grand nombre de violences physiques, telles que coups, contusions, froissements, etc., qui deviennent autant de causes excitantes de maladies; tandis que les ovaires, plongés dans l'excavation du bassin, protégés presque de tous côtés par des os, ne sont accessibles à ces causes morbides que par les parois abdominales. La disposition différente des vaisseaux spermatiques et ovariens, dans l'homme et dans la femme, influe aussi nécessairement sur la production de telle ou telle maladie : chez le premier, ces vaisseaux comprimés dans un point de leur étendue, offrent un obstacle à la circulation, se laissent souvent distendre, et donnent ainsi naissance à une affection (le varicocèle) très-rare pour l'ovaire. Observons encore, que les affections inflammatoires, de quelque nature qu'elles soient, se propagent facilement aux testicules, par continuité de tissus, en suivant le trajet du canal différent, ainsi qu'on le voit si souvent dans les orchites consécutives à la phlogose uréthrale (1); tandis que séparés au contraire de l'utérus et du vagin, par l'espace *ovario-tubaire*, les ovaires subissent peu l'influence des affections du conduit vaginal, bien que cela arrive quelquefois, ainsi que nous le verrons dans le cours de ce travail.

D'une autre part, la position des ovaires et de leurs canaux vecteurs par rapport aux viscères abdominaux,

(1) Ce mode de développement de l'orchite blénorrhagique est incontestable. Combien de fois avons-nous vu, à l'hôpital Beaujon, M. Robert nous faire remarquer chez des sujets atteints d'écoulements blénorrhagiques, le cordon spermatique gonflé, douloureux vers le point où il passe sur la poulie pubienne, sans que le testicule présentât la moindre apparence de phlogose; et souvent, malgré un traitement anti-phlogistique énergique, cet engorgement se propageait de proche en proche à l'épidydime, puis au testicule lui-même, et donnait ainsi naissance à une orchite bien confirmée.

fait que les désordres de ces derniers se propagent facilement aux premiers : tantôt c'est une péritonite qui, après avoir envahi la membrane séreuse des ovaires, finit par intéresser le tissu propre de l'organe ; tantôt c'est la présence de matières fécales dans le gros intestin qui irritent les ovaires et les phlogosent. Rien de semblable ne s'observe pour les testicules.

L'on a comparé la maladie connue sous le nom d'hydropisie enkystée de l'ovaire avec l'hydrocèle de la tunique vaginale. C'est une erreur ; dans cette dernière affection, le fluide est épanché dans un sac propre, indépendant, jusqu'à un certain point, du testicule, et qui n'est qu'une continuation du péritoine ; dans l'hydropisie de l'ovaire, au contraire, la maladie commence dans le tissu même de l'organe, ou au moins dans une petite ampoule qui n'est que le produit de la sécrétion de ce tissu ; ici l'affection tend sans cesse à envahir l'ovaire et à le désorganiser.

L'on a dit, il y a déjà longtemps, et je répète ici, que les maladies des ovaires ne sont guère connues que sous le rapport anatomo-pathologique : l'on s'est attaché à décrire exactement les altérations morbides constatées sur le cadavre, tandis que les causes, les symptômes, le diagnostic, etc., de ces mêmes altérations, ont été singulièrement négligés. Et cependant, ainsi que le dit Kruger (1) : « *Quid autem hæ nudæ sibi volunt observationes anatomicæ, quamquàm rariores, sine fidâ symptomatum quæ ægrotam ante mortem tenuerunt, enumeratione? quid sine rationali epicrisi? quid sine indagatione causæ?* »

(1) *Pathologia ovariorum*, Gottingue, 1782, in-4, § 1.

Peu volumineux, plongés dans l'excavation du petit bassin, entourés presque de tous côtés par des parties solides et non dépressibles, recouverts par le paquet intestinal, et attenant à la matrice dont ils constituent anatomiquement une dépendance, comme on le dit, les ovaires échappent facilement à nos moyens d'exploration. Le volume du foie peut être déterminé assez exactement par la percussion; les reins sont, par leurs faces postérieures et externes, accessibles à ce précieux moyen de diagnostic; l'utérus offre par le vagin une voie efficace pour son exploration; les poumons, le cœur, dénotent, par les modifications qu'ils subissent dans leur jeu physiologique, les altérations dont ils peuvent être le siége; — les ovaires, au contraire, ne présentent à l'observateur aucun de ces avantages, et sans un examen dont nous parlerons bientôt, il serait impossible, dans plusieurs circonstances, d'affirmer positivement si ces organes sont malades ou non.

Si l'on joint à ces considérations le manque absolu de connaissance touchant les fonctions des ovaires, autres que celles qui ont rapport à la conception, et l'abandon, l'oubli, dans lequel ces glandes sont tombées au profit de la matrice, l'on s'expliquera aisément pourquoi leur histoire pathologique est si peu avancée et n'a pas suivi la marche toujours ascendante de la pathogénésie des autres parties de l'économie.

Si l'on en excepte les vices de conformation et autres affections congénitales, les maladies des ovaires ne s'observent jamais dans l'enfance; ce que l'on conçoit parfaitement, puisque ces corps glanduleux, plongés dans une espèce de sommeil pendant les premiers âges de la vie, ne sortent de leur torpeur et n'agissent réellement qu'à partir de la puberté. Pour les mêmes raisons, jamais les ovaires ne *deviennent* malades chez les vieilles femmes après l'âge critique; ils ne font que s'atrophier et retomber dans l'inaction qu'ils présentaient dans le jeune âge, et si on les trouve si souvent altérés, l'on doit faire remonter cette altération à une époque antérieure, c'est-à-dire à la période de fécondité de la femme.

Un des effets les plus communs des maladies des ovaires, c'est de frapper de stérilité la femme qui en est affectée; mais pour cela il faut que l'altération morbifique ait envahi les deux organes en même temps, qu'elle ait intéressé leur tissu entier, qu'elle n'ait laissé, enfin, aucune partie de ces glandes intacte, et enlevé toute possibilité à la sécrétion d'une vésicule graafienne susceptible d'être fécondée (1). L'on a vu, en effet, des femmes atteintes de dégénérescences énormes des deux ovaires, et cependant devenir encore mères; mais un examen attentif a démontré encore dans ces cas, qu'une portion de l'un des organes reproducteurs, ou de tous les deux en même temps, était encore saine.

La menstruation subit aussi des modifications très-remarquables, et dont plusieurs ont servi à éclairer le mode d'action des ovaires. Les règles, ainsi que les phénomènes constitutionnels qui les accompagnent sont nuls chez les sujets dont les ovaires sont ou détruits complétement et des deux côtés par une transformation morbide de leur tissu, ou absents par un arrêt congénital de développement. D'autres fois, et c'est le cas le plus commun, la menstruation n'est que très-irrégulière, et souvent accompagnée de très-vives douleurs, de co-

(1) Morgagny, *op. cit.*, epist. XLV, art. 17.

liques menstruelles portées au plus haut degré. Mais il faut se rappeler dans l'étude des affections qui sévissent sur les ovaires, que la suppression du fluide menstruel peut être cause ou effet; qu'en d'autres termes, tantôt la maladie des ovaires amène l'aménorrhée, tantôt, au contraire, est le résultat du trouble survenu dans la menstruation. Ainsi, par exemple, qu'une femme, naguère bien portante, soit soumise pendant la période menstruelle, à une impression morale vive et instantanée, à un refroidissement, etc.; que la cause perturbatrice soit suivie, d'abord, de la suppression du fluide sanguin; puis, à une époque plus ou moins éloignée, du développement dans une des régions iliaques, ou dans les deux à la fois, d'une tumeur siégeant manifestement dans les ovaires; il est évident, dans ce cas, que le développement de la tumeur abdominale est le résultat de la suppression des règles; que l'affection ovarienne est *causée* par cette suppression. Que chez une autre femme, au contraire, il survienne, souvent sans cause appréciable, et la menstruation n'étant troublée en aucune manière, une tuméfaction vers la région hypogastrique latérale, que cette tuméfaction fasse tous les jours des progrès, et que, parvenue à un volume plus ou moins considérable et envahissant les deux ovaires en même temps, elle soit suivie de la cessation des règles, de la stérilité, etc.; il est encore évident, dans ce cas, que l'affection des ovaires n'a pas été amenée par la suppression des menstrues, mais que, bien au contraire, l'aménorrhée a été *causée* par l'altération des organes de la reproduction. Ces distinctions sont importantes sous plus d'un rapport, et n'ont pas assez fixé l'attention des pathologistes qui, tout en parlant des désordres survenus dans la menstruation, pendant, avant et après le développement d'une affection des ovaires, n'ont pas assez insisté sur les relations qui existent entre ces deux phénomènes pathologiques.

Avant de traiter de chacune des maladies des ovaires en particulier, je crois devoir, pour éviter des répétitions fastidieuses, indiquer ici d'une manière générale, leur diagnostic, et les moyens à l'aide desquels le médecin peut parvenir à les reconnaître.

Tandis que la plupart des autres organes de l'économie dénotent les altérations dont ils sont le siége, soit par des aberrations de leurs fonctions, soit par des modifications que subit le produit de leur sécrétion, soit enfin par ces deux signes réunis, les ovaires fonctionnant d'une manière tacite, pour ainsi dire, et le produit de leur sécrétion (vésicule graafienne) ne pouvant être soumis à aucun examen, il est clair que leurs affections ne peuvent être reconnues positivement par aucune de ces sources de diagnostic.

Mais heureusement pour l'observation, que l'un des caractères communs à presque toutes les maladies qui sévissent sur les organes reproducteurs de la femme, c'est d'augmenter le volume de ces derniers, de leur faire occuper un espace plus considérable qu'avant, et de les rendre ainsi accessibles à nos moyens d'investigation ; tandis que, d'un autre côté, dans leurs affections aiguës, ils acquièrent de la sensibilité morbide, de sorte que le toucher exercé sur eux ou vers les parties circonvoisines, occasionne de la douleur, et augmente ainsi les chances favorables à un diagnostic certain.

Les moyens d'exploration que le médecin possède pour arriver à la connaissance des maladies des ovaires, sont : la palpation des parois abdominales, l'auscultation, la percussion, la mensuration, le toucher vaginal et le toucher rectal. A ces modes d'exploration l'on pourrait encore ajouter le cathétérisme vésical, l'examen des urines, des matières fécales, etc.; mais comme ces dernières sources de diagnostic ne sont requises que dans des cas rares et tout spéciaux, nous n'en parlerons point ici, nous réservant d'en dire quelques mots dans l'étude des affections des ovaires en particulier.

A. — *Palpation des parois abdominales.* — L'efficacité de ce moyen d'exploration varie singulièrement suivant les sujets qui s'offrent à votre observation. L'on rencontre des femmes dont les parois abdominales sont naturellement tendues, *raides*, ou bien chargées d'une grande quantité de tissu adipeux; chez celles-là la palpation abdominale donne peu ou point de résultats satisfaisants ; mais dans d'autres cas, surtout chez les femmes qui ont eu des enfants, ces mêmes parois abdominales sont minces, lâches, souples, et alors la main de l'observateur, peut, en les déprimant, plonger dans le bassin, et parvenir ainsi à reconnaître le volume augmenté des ovaires, leur mobilité plus ou moins grande, et leur état de sensibilité. La palpation abdominale ne doit jamais être négligée, sauf cependant les cas où la sensibilité excessive des parties s'y oppose. Pour y procéder, la femme doit être couchée sur le dos, la tête élevée par un oreiller, de manière à être presque assise ; les jambes sont fléchies sur les cuisses, et les cuisses sur le bassin, afin de relâcher les muscles abdominaux ; et l'on recommande à la patiente de ne faire aucun effort, ou même d'ouvrir la bouche pour respirer librement. L'on applique alors la paume des mains sur la région abdominale, que l'on déprime graduellement et *largement* par de doux efforts, en ayant soin de refouler par des mouvements de latéralité le paquet intestinal qui recouvre ordinairement l'organe que l'on veut explorer. On continue la compression jusqu'à ce qu'on sente la matrice et les ovaires, dont on étudie avec le plus grand soin la forme, la densité, la mobilité et les rapports.

Il pourrait se faire que la vessie et le rectum distendus, l'une par de l'urine, l'autre par des matières fécales, fussent pris pour une tuméfaction des ovaires; il est donc nécessaire, pour éviter cette méprise, de faire uriner la malade avant l'examen abdominal, et de vider l'intestin soit par des lavements, soit par un purgatif.

Une autre observation à faire encore ici, et qui paraît futile au premier abord, c'est de prendre garde de confondre une tumeur siégeant dans la cavité abdominale, et dans le bassin en particulier, avec un gonflement produit par la contraction des muscles droits antérieurs de l'abdomen vers un des points de leur longueur. Il arrive souvent, en effet, que cette contraction, excitée par la sensibilité des parties que l'on explore, par l'appréhension de la malade, par l'application sur les parois abdominales, d'une main froide, etc., donne naissance, précisément vers le point que l'on explore, à une tumeur arrondie, dure, résistante, quelquefois même mobile; il suffit d'indiquer cette circonstance, pour que, par un simple examen, l'on évite toute erreur.

B. — *Percussion.* — La percussion médiate offre de grands avantages dans le diagnostic des maladies des ovaires; l'on doit toujours la pratiquer lorsque la sensibilité des parties le permet. A l'aide de ce moyen d'exploration, l'on reconnaît si la tumeur que la palpation a fait percevoir est due à une dilatation de l'intestin par des gaz, ou bien à une accumulation de liquide, ou bien enfin à une hypertrophie d'un organe. Par la percussion, l'on peut souvent limiter l'étendue qu'occupe l'ovaire tuméfié, et *séparer* ce dernier des anses intestinales qui l'entourent, d'autant plus que dans la plupart des cas de tumeur ovarienne, celle-ci a poussé graduellement les viscères creux vers le côté opposé au siége de la maladie. On la pratique comme sur le thorax ; seulement il devient nécessaire, lorsque la tumeur ovarienne est peu volumineuse et profondément engagée dans l'excavation du bassin, de faire fléchir les cuisses de la malade, et de déprimer graduellement les parois abdominales, en refoulant de bas en haut le paquet intestinal. En étudiant en particulier les maladies qui sévissent sur les ovaires, nous serons obligé de revenir tant de fois sur ce moyen de diagnostic, qu'il est inutile d'y insister plus longtemps ici.

C. — *Auscultation.* — L'auscultation n'éclaire que faiblement le diagnostic général des affections de l'ovaire. Il est vrai qu'alors on perçoit assez fréquemment, au moyen de l'oreille appliquée sur la tumeur, un bruit de soufflet bien sensible ; mais ce phénomène d'abord est loin de s'observer constamment, tandis que d'un autre côté, il est commun à la grossesse et à toutes les tumeurs considérables du cône inférieur de l'abdomen. M. Bouillaud a plusieurs fois observé ce bruit chez des femmes qui n'avaient qu'une tumeur plus ou moins considérable des deux ovaires, et pense qu'on doit l'attribuer à la pression exercée sur les artères et à la gêne qu'en éprouve la circulation. Le docteur Fletwood Churchill a constaté le même phénomène dans un cas où l'ovaire était dilaté par de la sérosité, et le bruit de souffle qu'il perçut était exactement semblable au souffle placentaire. Ce qu'il y a de remarquable, c'est que l'autopsie démontra sur cette tumeur des artères volumineuses et nombreuses (1).

Une des erreurs les plus naturelles et les plus fréquentes qui aient été commises à l'occasion de ce bruit, c'est d'avoir confondu une tumeur du bassin avec une grossesse extra ou intra-utérine. On en trouve un exemple remarquable, consigné par M. Bricheteau dans la Clinique médicale de l'hôpital Necker; il a rapport à une femme chez laquelle on reconnut, entre autres signes de la grossesse, un bruit de souffle que l'on crut être le souffle placentaire; on diagnostiqua une grossesse ovarienne. Une opération fut pratiquée; la malade mourut six jours après; il n'y avait pas de traces de grossesse (2).

D. — *Mensuration.* — Sans aucune utilité immédiate dans le diagnostic des maladies des ovaires, la mensuration présente l'avantage, dans le cours de l'affection, de faire connaître au médecin les progrès du mal ou l'amélioration qu'il subit sous l'influence du traitement. Employée journellement dans ces cas, et dans toutes les intumescences de l'abdomen, par mon savant et laborieux maître, M. Martin-Solon, la mensuration se pratique au moyen d'un ruban de fil (*croisé*) dont on applique la partie moyenne à la partie postérieure du tronc, et au niveau du point de l'abdomen dont on veut apprécier la circonférence, en ayant soin, dans les expé-

(1) *Outlines of the principal diseases of females*, Dublin, 1838, t. IV, pag. 364.

(2) M. Dugast, *Thèses de Paris*, 1839, n. 178.

riences subséquentes, d'appliquer le ruban exactement au même endroit que l'on a choisi en premier lieu ; par un trait de plume l'on marque le point de réunion des deux chefs du ruban; l'on note la date de la mensuration, et l'on possède ainsi, jour par jour si l'on veut, la circonférence de l'abdomen et les modifications de volume qu'a subies la tumeur ovarienne.

E. — *Toucher vaginal.* — Tandis que dans les maladies de la matrice, l'introduction d'un ou de plusieurs doigts dans le vagin, fournit des données beaucoup plus exactes et plus importantes que la palpation abdominale; dans les affections qui sévissent sur les ovaires, ce moyen d'exploration est, dans un grand nombre de cas, inefficace ; ce qui se comprend du reste facilement lorsqu'on réfléchit aux dispositions des parties.

Il arrive, cependant, parfois que les tumeurs formées par l'ovaire, au lieu de s'élever graduellement au-dessus du bassin dans la cavité abdominale, se développent surtout, s'enferment et s'enclavent dans l'excavation pelvienne, en faisant subir à la matrice divers changements de position, aussi curieux qu'importants à connaître, changements que nous étudierons plus tard. Dans ces cas le doigt introduit dans le vagin, vers le cul-de-sac qui se trouve au fond de ce canal, parvient souvent à sentir l'ovaire tuméfié et à en apprécier le degré de résistance et le poids approximatif, en le poussant fortement et subitement en haut pour le faire retomber sur le doigt qui n'a pas quitté sa position.

Le mode d'exploration, par le vagin, de la face postérieure du corps de la matrice, est exactement applicable à l'exploration des ovaires par la même voie. Aussi nous ne croyons pouvoir mieux faire que de transcrire ici textuellement les conseils donnés à ce sujet par M. Lisfranc.

« Si, lorsque vous voulez toucher le corps de la matrice, le doigt reste appliqué sur l'insertion utérine du vagin, elle résiste aux pressions que vous exercez sur elle de bas en haut ; ce doigt demeure, pour ainsi dire, enclavé, et l'exploration que vous désirez faire est impossible ; mais portez de champ l'indicateur sans l'abaisser, trois centimètres environ (un pouce), soit en avant, soit en arrière, soit sur les côtés du col de la matrice, vous pouvez alors facilement refouler en haut le cul-de-sac du vagin ; ainsi, à mesure que l'utérus s'abaisse sous l'influence des moyens que nous avons indiqués, le doigt arrive ordinairement à l'union de la moitié inférieure du corps de cet organe avec la moitié supérieure ; dans quelques cas plus heureux il parvient à son sommet ; en arrière le toucher remonte infiniment moins haut qu'en avant (1). »

D'un autre côté, si le doigt introduit dans le vagin ne peut pas parvenir jusqu'à la tumeur ovarienne, l'examen de la matrice, son état de fixité plus ou moins prononcée, ou de mobilité, la position de son col, etc., sont des points excessivement importants à constater et qu'il ne faut jamais négliger. Nous verrons dans la suite des cas de tumeurs ovariennes qui avaient glissé dans le repli recto-vaginal, s'étaient développées dans l'excavation, en poussant au-devant d'elle la paroi postérieure du vagin, de manière à obstruer ce canal au point, quelquefois, de n'y pouvoir introduire le doigt, tandis qu'en

(1) M. Lisfranc, *Clinique chirurgicale de la Pitié*, 1842, t. II, pag. 268.

même temps elles avaient entraîné le fond de l'utérus qui se trouvait ainsi dans une rétroversion complète. Madame Boivin, Denman, le docteur Macintosh, rapportent des exemples semblables, et l'on conçoit l'utilité, et même la nécessité, dans de telles circonstances, du toucher vaginal.

F. — *Toucher rectal.* — De tous les moyens d'exploration destinés à diagnostiquer les maladies des ovaires, le plus important, et même le seul qui soit, dans certains cas, suivi de résultats satisfaisants, c'est le *toucher rectal*. Malheureusement cet examen nécessite le sacrifice d'un sentiment de pudeur qu'il est difficile, et souvent impossible de vaincre : un grand nombre de femmes, parmi celles surtout qui occupent un certain rang dans la société, frémissent à la seule proposition qu'on leur fait de se soumettre à cet examen; elles s'y opposent souvent d'une manière bien formelle, et dans beaucoup de cas, le médecin se voit forcé d'établir son diagnostic sur des symptômes exclusivement rationnels. Comment, en effet, sans le toucher par le rectum, espèrera-t-on, dans les circonstances ordinaires, et lorsque l'ovaire n'a pas quitté sa position normale, reconnaître positivement un gonflement léger de cet organe? Sera-ce par le vagin? Mais généralement le doigt ne pourra pas atteindre la glande engorgée, ou, s'il y parvient, il lui sera impossible d'apprécier, même d'une manière approximative, le volume, l'état de mobilité ou de fixité de la tumeur, etc.; et, d'une autre part, chez les filles vierges, quel est le médecin qui tenterait de surmonter l'obstacle naturel qu'il doit ici respecter? Sera-ce à travers les parois abdominales? Mais d'abord, l'on ne parvient pas toujours par cette voie à sentir l'ovaire tuméfié, et puis, la tumeur une fois sentie, et même circonscrite, l'on reste dans le doute de savoir à quelle partie elle appartient, quel est l'organe affecté.

Je le répète, le moyen explorateur le plus sûr, dans ces cas, c'est le toucher rectal : « Sans l'examen rectal, dit M. Lovenhardt, qui insiste spécialement sur ce mode d'exploration dans les maladies des ovaires, il serait difficile de baser un diagnostic certain : introduit dans l'anus, le doigt atteint facilement le côté de l'utérus où l'on peut sentir distinctement l'ovaire gonflé et généralement douloureux (l'auteur parle ici de l'ovarite). L'examen vaginal donne peu ou point de résultats certains. »

Le toucher rectal est encore conseillé dans les maladies des ovaires par P. Franck, MM. Schonlein, Romberg, Neumann, Seymour, Carus, Velpeau, Sobernheim, etc., etc.

Lorsque les femmes font éprouver au médecin une résistance opiniâtre à consentir à se laisser toucher soit par le vagin, soit par le rectum, que doit-on faire en pareille circonstance? Écoutons, sur ce sujet, un grand maître.

« S'il (le médecin) a jugé le toucher indispensable, « il doit persister à l'exiger; sans cesser d'être poli, il « doit se montrer ferme et résolu, et s'il est obligé de « se retirer sans avoir pu vaincre l'obstination de sa « malade, il doit le faire en laissant paraître l'espoir « d'être plus heureux une autre fois; il faut surtout « qu'il évite de faire aucune prescription, afin de lais« ser la malade dans la conviction que l'examen qu'on « sollicite d'elle est absolument nécessaire pour établir « le traitement. S'il avait la faiblesse de condescen-

« dre à prescrire un traitement malgré le refus qu'il « éprouve, il ne ferait que rendre sa malade plus obs- « tinée; sa condescendance aurait, d'ailleurs, pour ré- « sultat, de compromettre et sa réputation, et les jours « de la malade, et la science. Enfin, dans les cas ex- « trêmes, quand le refus paraît absolument invincible, « il reste la ressource de l'effrayer : le médecin doit « avoir l'air de croire qu'il a affaire à une maladie fort « grave et qui menace de devenir promptement mor- « telle, si on ne se hâte de lui opposer un traitement « énergique, dont l'examen des parties peut seule dic- « ter les moyens. Il est rare alors de ne pas obtenir de « la crainte de la mort, ce qu'on refusait à la confiance « et à la persuasion (1). »

Le procédé le plus commode pour pratiquer le toucher rectal, et celui qui permet au doigt de parvenir à une hauteur plus considérable, consiste à faire coucher la femme sur le côté, comme pour l'opération de la fistule à l'anus : la cuisse gauche est fortement fléchie sur le bassin, si la femme est appuyée sur le côté droit; les hanches sont amenées sur le bord du lit, et, de cette manière, l'opérateur peut introduire sans difficulté l'indicateur dans la cavité rectale.

Il est quelquefois utile de pratiquer simultanément le toucher rectal et le toucher vaginal, ainsi que nous l'apprend l'illustre P. Franck.

(1) M. Lisfranc, *Leçons cliniques*; voy. *Journal des Connaissances médicales pratiques*, août 1833, pag. 22.

# ARTICLE PREMIER.

## AGÉNÉSIE ; VICES DE CONFORMATION DES OVAIRES.

L'absence congénitale des ovaires ou de l'un d'eux seulement, ainsi que les vices de conformation de ces organes, sont rares ; cependant, la science en possède quelques exemples que l'on ne peut mettre en doute.

Ces sortes d'aberrations de la nature sont surtout intéressantes en ce qu'elles peuvent éclairer le mode d'action de l'organe qui en est le siége : plus d'une question physiologique a été résolue par le seul examen et l'analyse attentive de ces arrêts de développement ; mais, pour cela, il faut étudier avec soin, je dirai même avec sagacité, les circonstances concomitantes, comparer cet organisme ainsi dépourvu de l'une de ses parties avec un organisme complet, suivre les modifications qu'a subies l'économie, observer les rapports qui existent entre ces modifications et le vice de conformation, et, saisissant bien les phénomènes que l'organe manquant n'a pas engendrés, en déduire ceux qu'il produit lorsqu'il existe.

Malheureusement, les exemples d'absence congénitale des ovaires, consignés dans les annales de la science, ne sont pas tous accompagnés des détails que l'on désirerait y trouver; beaucoup d'entre eux sont rapportés simplement comme des *lusus naturæ,* comme des *cas rares,* des curiosités anatomiques, sans aucune remarque sur l'état de tout le système en général, et des autres parties de la génération en particulier, de telle sorte que l'intérêt qui résulterait de ces sortes d'observations bien détaillées, se trouve, à peu de choses près, annihilé.

Néanmoins, il existe quelques faits d'agénésie des ovaires qui sont suivis de remarques assez nombreuses, pour que l'on puisse les faire servir à éclairer l'histoire physiologique de ces organes, et l'on verra qu'ils viennent tous appuyer les idées que nous avons émises touchant l'influence des organes reproducteurs de la femme sur l'organisme entier. A ce titre, ils méritent de fixer notre attention.

Colombi, cité par Franck de Franknau (1) : « Novit « fœminam cui nulla matrix, nec vasa seminaria, nec « testes, quæ interim cum viro sæpius coibat, sed sem- « per cum dolore magno. »

Morgagny a rencontré un cas d'absence complète des deux ovaires (2), et un autre où un seul de ces organes manquait (3). Chez la première de ces femmes, âgée de soixante-six ans, d'une taille au-dessous de la moyenne, mariée à un homme robuste, et n'ayant jamais eu d'enfants, les nymphes étaient petites, le clitoris remplacé par un tubercule arrondi, l'orifice du vagin très-étroit, l'utérus petit et les trompes d'un volume normal. Chez la seconde, c'était l'ovaire gauche qui manquait; les

(1) *Satiræ medicæ,* 1722, pag. 41.
(2) *De sedib. et caus. morb.,* epist. XLVI, art. 20.
(3) *Idem,* epist. LIX, art. 16.

deux trompes existaient, mais la gauche était oblitérée; l'utérus était incliné du même côté.

Selon Murat (1), les deux ovaires auraient manqué sur une femme morte à la Maternité de Paris.

Charles Pears rapporte le cas suivant : une femme mourut à l'âge de vingt-neuf ans. Elle était très-petite, avait cessé de croître à dix ans et n'avait jamais été menstruée; les mamelles n'avaient jamais été plus développées que chez un homme. A l'autopsie, l'on ne trouva aucune trace des ovaires; les trompes de Fallope étaient perméables jusqu'à leurs extrémités frangées; le museau de tanche et l'utérus présentaient une forme normale, mais cet organe était petit (2).

Une femme, mère de onze enfants de l'un et l'autre sexe, succomba après avoir été délivrée de deux jumeaux, garçon et fille : l'utérus n'était développé que dans la moitié droite de son corps, tandis que la gauche avait à peine un demi-pouce d'étendue transversalement, et se terminait extérieurement d'une manière brusque et en ligne droite; — la trompe et l'ovaire de ce côté n'existaient pas (3).

Dans un cas observé par Chaussier, la matrice ne présentait non plus que l'une de ses moitiés, et il n'y avait qu'un ovaire et qu'une trompe. La femme avait eu plusieurs enfants de l'un et l'autre sexe. Le rein correspondant était déplacé (4).

(1) *Dict. des Scienc. médic.*, t. XXXIX, pag. 3.

(2) *Edimb. med. and surg. Journal*, t. III, pag. 105, année 1807; et dans les *Annales de littér. méd. étrangère*, t. I, pag. 241.

(3) Cas rapporté par le docteur Granville, dans les *Philosophical transactions*, année 1818.

(4) *Bulletin de la Faculté de médecine de Paris*, année 1817, pag. 457.

Le célèbre Guillaume Hunter, d'après ce que nous dit Baillie (1), conservait dans sa précieuse et belle collection un exemple d'absence de l'un des ovaires.

M. Lauth de Strasbourg a rapporté un cas dans lequel à un col assez bien conformé de la matrice, venaient aboutir presque immédiatement les trompes ; elles n'en étaient séparées que par une petite cavité à parois minces, membraneuses. On ne trouva qu'un rudiment d'ovaires. Le bassin de cette femme se rapprochait d'un bassin d'homme, et les mamelles étaient conformées comme chez ce dernier (2).

M. Jadelot a vu un des ovaires manquer, et les renseignements qu'il put obtenir sur la femme qui présentait ce vice de conformation, lui ont appris qu'elle avait eu des enfants de l'un et de l'autre sexe (3).

M. Vidal de Cassis a présenté en 1830, à la Société anatomique de Paris, un cas dans lequel l'ovaire et la trompe gauche manquaient ; le rein correspondant était déplacé (4).

Lieutaud rapporte un cas d'absence complète de l'utérus et de ses annexes ; le vagin se terminait supérieurement en cul-de-sac (5).

M. Renauldin a montré à l'Académie de médecine les parties génitales d'une femme qui manquait d'utérus, et chez laquelle on trouvait à peine quelques traces des ovaires. Cette femme n'avait jamais été menstruée (6).

— Enfin, le lecteur trouvera dans la *Lancette* de Lon-

(1) *Morbid Anatomy*, 1807, pag. 397.

(2) *Répert. d'anat. patholog.*, t. V, pag. 99.

(3) Voy. Gardien, *Traité des accouchements*, t. I, pag. 157.

(4) M. Thaère, *Thèses de Paris*, 1839, n. 85, pag. 6.

(5) Fournier, *Dict. des Scienc. méd.*, t. IV, pag. 159, art. *Cas rares*.

(6) *Séance de l'Acad. roy. de méd.*, du 8 février 1826.

dres (30 juin 1838) une observation pleine d'intérêt rapportée par le docteur Fréd. Cripps. Il s'agit d'une jeune femme âgée de dix-huit ans, et qui succomba à une perforation de l'estomac consécutive à une péritonite. Les mamelles, dit l'auteur, n'étaient que légèrement développées; *il y avait absence complète de tous les signes de la puberté, et les règles avaient toujours été nulles ainsi que les phénomènes précurseurs de cette fonction.* A l'autopsie, que trouva-t-on? *absence complète* des deux ovaires et des trompes de Fallope; l'utérus était très-petit.

D'un autre côté, l'on a observé des cas dans lesquels les ovaires, ou l'un d'eux seulement, tout en existant et présentant au premier aspect une configuration normale, étaient dépourvus de plusieurs des parties indispensables à leur nutrition et à leurs fonctions. C'est ainsi que Poupart trouva sur une fille âgée de sept ans, qu'elle n'avait du côté gauche ni artère, ni veine émulgente, ni rein, ni urétère, ni artère spermatique, ni veine spermatique. L'ovaire gauche existait, mais il était infécond, dit ce chirurgien, puisque l'artère et la veine spermatiques manquaient. A droite tout était à l'état normal (1).

Enfin, l'on a vu les ovaires présenter un volume inégal, quoique cette anomalie n'ait pas pu être attribuée à un état pathologique postérieur à la naissance. Tels sont les cas rapportés par Morgagny (2), par Behling (3), M. Lallemand (4).

Je terminerai cette énumération, fastidieuse si l'on

(1) *Hist. de l'Acad. roy. des sciences*, année 1701, pag. 55.

(2) *De Sed. et caus. morb.*, epist. XXIX, art. 10 et 20; epist. LVI, art. 20; epist. LX, art. 10.

(3) *Collection des thèses de Haller* (traduites en français par Macquart), t. II, pag. 119.

(4) *Maladies de l'encéphale*, 1824, t. I, pag. 101.

veut, mais qui ne manque pas cependant d'intérêt, par l'observation qui vient d'être publiée récemment par notre confrère d'outre-mer, le docteur Boyd.

Une femme, âgée de soixante-douze ans, succomba à une affection chronique du cerveau et des poumons. L'ouverture du corps démontra dans les organes génito-urinaires, les phénomènes suivants : les capsules rénales étaient dans leur position normale, immédiatement au-dessous du diaphragme ; les deux reins, qui présentaient un volume et une configuration ordinaires, étaient situés dans le bassin, et le droit, en partie caché par l'ovaire du même côté, adhérait à ce dernier au moyen d'un petit ligament péritonéal, tandis que l'ovaire lui-même, dont la structure intime paraissait normale, était attenant au tissu cellulaire de la face postérieure du col de la vessie, au moyen d'une espèce de ligament d'une forme arrondie. A la place de l'ovaire gauche, l'on trouva une tumeur fibreuse irrégulièrement globuleuse, liée à la vessie par un ligament rond plus petit que celui du côté droit, mais dont le trajet était semblable. L'on ne trouva aucune trace des trompes ni de l'utérus. Les parties externes de la génération ne présentaient rien d'anormal ; le mont de Vénus était recouvert de poils assez rares ; un cul de sac d'un demi-pouce de profondeur, constituant le vagin ; les mamelles étaient bien développées pour une femme de cet âge. Les seuls commémoratifs que M. Boyd put obtenir, furent que cette femme avait été mariée, mais qu'elle n'avait pas vécu en bonne intelligence avec son mari (1).

Si le lecteur a lu attentivement tous les fait d'agénésie

(1) *Medico-chirurg. Transactions*, juillet 1842, chap. XII.

des ovaires que je viens de mentionner, il sera conduit à en tirer avec moi les conclusions suivantes :

1°—L'absence congénitale des ovaires n'est point accompagnée nécessairement de celle de l'utérus. Seulement, ce dernier organe n'étant pas soumis à l'influence sympathique des organes reproducteurs, ne prend pas, à la puberté, le développement qu'il acquiert dans les circonstances ordinaires, et c'est pour cette raison qu'on le trouve alors plus petit et comme atrophié. Par contre, l'absence congénitale de la matrice n'est pas toujours accompagnée de celle des ovaires.

2°—L'absence complète des deux ovaires a une telle influence sur tout l'organisme, que la femme affectée de ce vice de conformation, ne se revêt plus des caractères propres qui la distinguent de l'homme : le bassin ne s'élargit point, les mamelles n'acquièrent aucun développement, et les règles sont nulles.

3°—Les parties génitales externes subissent aussi des modifications : le vagin est plus étroit, les nymphes sont plus petites, le clitoris réduit à un petit tubercule (Morgagny).

Je ferai aussi observer la coïncidence, dans trois cas d'agénésie des ovaires, du déplacement du rein correspondant au côté où siégeait le vice de conformation. Cette coïncidence est très-remarquable; mais je ne me l'explique pas.

Enfin, pour le dire en passant, l'observation consignée par M. Boyd, prouve un fait : savoir, que les capsules atrabilaires ne sont pas liées fonctionnellement avec les reins, puisqu'elles avaient conservé leur position normale, tandis que les organes sécréteurs de l'urine s'étaient abaissés congénitalement jusque dans le bassin.

# ARTICLE DEUXIÈME.

## INFLAMMATION DES OVAIRES (OVARITE).

Ce serait en vain que l'on chercherait dans les auteurs antérieurs à la fin du siècle dernier, quelques données relatives à l'ovarite considérée comme affection distincte, isolée et indépendante de toute espèce de phlogose utérine ou péritonéale; tous se taisent sur ce sujet, et parmi les pathologistes qui, embrassant d'un coup d'œil général, toutes les maladies qui sévissent sur l'espèce humaine, les ont rangées dans un ordre méthodique, il n'en est aucun (sans en excepter Sauvages) qui ait réservé une place, telle petite qu'elle soit, à l'inflammation des ovaires.

Serait-ce donc que cette affection fût si rare ou si occulte qu'elle ait pu, jusqu'à cette époque, échapper à l'observation? Non certainement, tant s'en faut; l'ovarite est une affection, sinon commune, du moins que l'on observe assez souvent, qui a ses caractères propres, sa manière d'être particulière, et qui peut, dans la majorité des cas, être distinguée, en y apportant une attention convenable, des diverses maladies siégeant dans la portion sous-ombilicale de l'abdomen.

L'on trouvera, je crois, la raison principale de cet oubli de la part des nosologistes, dans le rôle presque exclusif que l'on a fait jouer à la matrice dans la production des maladies propres au sexe : ce viscère a été, pour ainsi dire, considéré comme un pivot sur lequel on a fait rouler presque toute la pathologie de la femme, tandis que les ovaires, par leur petit volume, par leur situation profonde, par la difficulté que l'on éprouve à les explorer avec efficacité, par leur *apparence* pauvrement organisée, par le peu de sympathie qu'on leur supposait, et que quelques médecins leur supposent encore avoir avec les autres parties de l'organisme, sont tombés dans un abandon aussi profond que peu légitime. Combien de prétendues métrites, péritonites, etc., n'étaient que des inflammations des ovaires? Combien de tumeurs phlegmoneuses, siégeant dans le cône inférieur de l'abdomen, et dont on plaçait le siége dans le tissu cellulaire de la fosse iliaque, n'étaient que le résultat d'une phlogose des organes reproducteurs de la femme?

Si l'on se rappelle, en effet, le rôle que les ovaires sont appelés à jouer dans la menstruation, la surexcitation dont ils sont alors le siége, la turgescence, le gonflement qu'ils acquièrent dans la conception et qu'ils conservent pendant la grossesse, les relations intimes qu'ils possèdent avec l'organisme en général, etc., l'on sera conduit, *à priori*, à penser que les ovaires doivent, aussi bien que la matrice, devenir le siége de phénomènes inflammatoires entièrement isolés et essentiels ou primitifs. C'est ce que prouve, en effet, largement l'observation; et les faits que l'on a jusqu'ici publiés d'inflammation des ovaires, sont assez nombreux pour que, réunis à quelques cas qui se sont passés sous mes yeux, il me soit possible de tracer une histoire complète de cette phlegmasie.

La première tentative qui ait été faite pour séparer l'inflammation des ovaires de toute phlegmasie circonvoisine, pour en faire une affection distincte, date, si je ne me trompe, de l'année 1782 ; elle est due à Louis Kruger, de Gottingue, qui, dans une thèse très-remarquable (1), s'est efforcé de ranger toutes les maladies des ovaires dans un ordre méthodique, d'en analyser les symptômes, les causes, etc., et de faire, pour l'histoire pathologique de ces organes, ce que d'autres avaient fait pour le foie, les poumons, etc.

Kruger étudie, dans autant de paragraphes séparés, les causes, le diagnostic, le pronostic de l'inflammation des ovaires; sous le nom de *pyogenia in ovariis*, les collections purulentes siégeant dans les organes reproducteurs de la femme, sont décrites avec soin, non-seulement sous le rapport anatomo-pathologique, mais plus particulièrement sous celui de l'étiologie, des symptômes, du pronostic, etc. Il s'étonne que les auteurs qui ont écrit sur les maladies des femmes, n'aient point admis l'ovarite essentielle, isolée, et il soutient, « Absque nullâ in utero « aliisve partibus prægressâ inflammatione, etiam ova- « ria sola perquam facile inflammari posse (2). »

Pour Kruger, les causes de l'inflammation de l'ovaire sont : le tempérament sanguin, les affections morales, l'hystérie, le coït, les émotions de l'âme, *surtout au moment des règles*, l'accouchement laborieux, l'usage des chaufferettes, la compression des ovaires par l'utérus

(1) *Dissertatio inauguralis medica sistens Pathologiam ovariorum muliebrium*, Gœttingue, 1782, in-4.

(2) *Loc. cit.*, § 3.

dans l'état de gestation ou lorsque cet organe est le siége d'une tumeur quelconque, les contusions, la suppression de la transpiration, des menstrues, ou des lochies, etc., enfin, la propagation d'une inflammation de l'utérus aux ovaires, et plus particulièrement lorsque cette inflammation occupe l'organe entier.

Après Kruger, viennent, dans l'ordre chronologique, Detharding Motz (1) qui n'a rien ajouté, quant au sujet qui nous occupe présentement, aux observations de Kruger, mais dont la thèse, cependant, mérite d'être lue et méditée; et William Hunter, dont les leçons sur l'inflammation puerpérale des ovaires, ont été imprimées à Londres en 1795, puis, traduites plus tard en Allemagne.

Les mémoires de ces trois médecins appelèrent l'attention des pathologistes et donnèrent une heureuse impulsion; l'on s'occupa avec plus de soin qu'on ne l'avait fait jusqu'alors, des maladies qui sévissent sur les ovaires, et en particulier de leurs maladies inflammatoires; l'on commença à croire que ces organes pouvaient, comme tous les autres viscères, se phlogoser indépendamment des tissus circonvoisins; l'on fit de nombreuses observations qui vinrent confirmer cette présomption, et c'est alors qu'apparurent successivement les écrits sur ce sujet, de Clarus (1812), Rücker (1815), P. Frank (1818), Murat (1819), Carus (1828), MM. Seymour, Baudelocque (1830), Lee (1834), Schonlein (1832), Romberg (1833), Montault (1834), Lowenhardt, Neumann (1835), Sobernheim (1837), MM. Boivin et Dugès, Velpeau, Andral, Cruveilhier, Négrier, Ricord, Vidal de Cassis, Tanchou, Leroy d'Étiolles, Doherty, F. Churchill, etc., etc.

(1) *De structurâ, usu et morb. ovariorum.* Iéna, 1790, in-4.

Les ovaires peuvent s'enflammer dans trois circonstances bien remarquables, outre les causes physiques qui peuvent les intéresser matériellement, et agir directement sur eux :

1° Sous l'influence de l'état puerpéral : c'est le cas le plus commun ;

2° Peu de temps avant, pendant, et immédiatement après l'apparition des menstrues ;

3° Sous l'influence d'une affection inflammatoire ou autre, siégeant soit dans la matrice, soit dans le rectum, soit enfin dans le tissu cellulaire du petit bassin ou dans le péritoine, mais indépendante de l'état puerpéral.

De là trois espèces d'ovarite que je désignerai sous les noms suivants :

1° Ovarite essentielle ou primitive ;

2° Ovarite puerpérale ;

3° Ovarite symptomatique.

Ces distinctions, remarquons-le bien, ne sont point arbitraires, ni faites à plaisir dans un but d'innovation ; elles sont l'expression de la marche suivie par la nature elle-même, et si ces trois formes d'ovarite ont entre elles la plus grande ressemblance, par leurs caractères symptomatiques, elles diffèrent tellement les unes des autres sous le rapport de l'étiologie, du pronostic et de leur fréquence relative, qu'il est impossible de les réunir sous un même chapitre.

Cependant, pour éviter des répétitions fastidieuses, et pour comprendre en même temps toute l'histoire de l'ovarite, je crois devoir en premier lieu rapporter des observations de chacune de ces trois formes de l'inflammation des ovaires ; puis, dans une section séparée, étudier d'une manière générale l'ovarite, passer en revue ses causes, décrire ses symptômes, ses caractères anatomiques, et le traitement qu'il convient de lui opposer, sauf, bien entendu, à indiquer les modifications que présentent sous tous ces rapports l'ovarite puerpérale, l'ovarite essentielle et l'ovarite symptomatique.

## SECTION PREMIÈRE.

### OVARITE ESSENTIELLE OU IDIOPATHIQUE.

Les ovaires se gonflent et se congestionnent tous les mois à l'époque des règles ; c'est un fait qui ne peut pas être mis en doute d'après les observations de Graaf, Swammerdam, Kerckring, Haller, Vallisnéry, Santorini, Cruickshank, Mauriceau, Littré, Deneux, M. Lisfranc, et de tant d'autres écrivains. Nous nous sommes assez appesanti sur ce point pour qu'il soit nécessaire d'y revenir ici.

Cela étant reconnu et admis, l'on conçoit facilement que si, par une cause particulière, cette congestion est portée à un très-haut degré ou se prolonge pendant longtemps, il pourra en résulter une véritable inflammation du tissu des ovaires, une ovarite, laquelle sera alors le plus souvent limitée à l'organe lui-même, et trouvera sa cause dans le travail inflammatoire dont les ovaires sont le siége, à chaque période menstruelle.

L'expérience vient confirmer ce que le raisonnement avait fait préjuger ; je ne crains pas de dire que cette espèce d'ovarite se rencontre assez fréquemment dans la pratique, et je partage complétement l'opinion du docteur Cheston de Glocester, qui pense que les symptômes, souvent très-intenses, que les femmes éprouvent pendant les règles, et surtout quelques jours avant le flux sanguin, reconnaissent pour cause une congestion ou même un état inflammatoire des ovaires. Le médecin anglais émet ainsi un fait sans se rendre compte de la cause prochaine ou efficiente qui lui donne naissance; mais, connaissant maintenant l'action des ovaires dans la menstruation, sachant que ces organes deviennent tous les mois le siége d'un travail tout spécial, qui ne s'accomplit pas toujours avec facilité et qui peut être troublé sous l'influence de diverses causes, nous nous expliquerons parfaitement le développement de l'ovarite essentielle, et la fréquence, jusqu'ici méconnue, de cette phlegmasie (1).

(1) L'on se demande si, parmi les causes qui peuvent entraver l'élimination du follicule graafien, sa séparation de l'ovaire, l'on ne doit pas ranger l'adhérence anormale ou accidentelle de ce follicule avec la capsule qui l'entoure. Dans les circonstances ordinaires, en effet, le follicule de la vésicule de Graaf n'adhère point à la capsule, et celle-ci une fois rompue, il s'échappe facilement en emportant avec lui l'ovule ou germe qu'il renferme; mais comme la capsule est liée intimement avec le tissu propre de l'ovaire, qu'elle fait essentiellement partie du stroma, il pourra arriver que si elle vient à contracter des adhérences avec le follicule, ce dernier ne pourra plus se détacher de l'ovaire; le travail propre à l'élimination de l'œuf éprouvera alors des obstacles; la surexcitation qui en résultera engorgera l'organe, et alors pourront se développer des phénomènes vraiment inflammatoires. Ces réflexions me sont suggérées par une observation très-curieuse rapportée par le docteur Edwards Stanlen, dans les *Medico-chirurg. Transactions* (t. VI, p. 414, année 1820), et dont voici le sommaire. Une femme, âgée de trente ans, succomba après avoir pris volontairement une forte dose de laudanum. L'autopsie juridique à laquelle ce suicide donna lieu, fit découvrir dans l'appareil sexuel les phénomènes suivants : l'utérus était un peu plus volumineux qu'à l'ordinaire, et sa cavité était tapissée par une couche de nature pulpeuse, d'un blanc jaunâtre, et offrant tous les caractères de la

Le travail menstruel présente, comme on le sait, de grandes variétés, suivant la facilité avec laquelle il s'effectue tous les mois. L'on rencontre un grand nombre de femmes, surtout parmi celles qui habitent la capitale, dont chaque hémorrhagie menstruelle est précédée d'accidents plus ou moins intenses, se prolongeant pendant un temps plus ou moins long, mais qui, dans la majorité des cas, cessent graduellement à mesure que le sang s'écoule des parties génitales ; chez d'autres, ces phénomènes précurseurs, ou coliques menstruelles, comme on les appelle, sont nuls, les règles apparaissent souvent tout à coup, au moment où la femme s'y attend le moins, et ne sont accompagnées d'aucun symptôme morbide.

Quelle que soit la cause de ces différences individuelles, que ces dernières soient dues à la constitution de la femme, à l'influence atmosphérique, au mode de vie particulier aux grandes cités, etc., ce qu'il importe ici, c'est de démontrer que les coliques menstruelles sont accompagnées, ou même peut-être, le résultat immédiat d'une congestion inflammatoire des ovaires, et que l'ovarite est très-souvent amenée par cette congestion.

membrane caduque; les trompes étaient dilatées et entortillées (*twisted*) d'une manière remarquable. L'ovaire gauche, beaucoup plus volumineux qu'à l'état normal, présentait à sa surface, et vers la partie postérieure, une petite élevure arrondie, bien distincte et recouverte de vaisseaux tortueux. Cette élevure, qui était recouverte par la lame péritonéale de l'ovaire, n'était qu'une petite loge renfermant un œuf, gros comme un noyau de cerise environ, lequel adhérait aux parois de la cellule dans les deux tiers de sa circonférence, et présentait bien distinctement le chorion et l'amnios; on ne put y découvrir de fœtus. L'ovaire tout entier était gorgé de sang, mais surtout autour de l'œuf où ce fluide était même épanché, ainsi qu'on peut le voir sur la planche annexée au journal que nous venons de citer.

En voici des exemples :

La nommée Magdeleine *****, âgée de 22 ans, domestique chez M. Simon Cartulat, avait toujours joui d'une bonne santé jusqu'à l'âge de dix-sept ans, époque où elle vint à Paris pour se mettre en maison. Depuis ce temps, cette jeune fille ne s'est jamais bien portée, se plaignant sans cesse d'oppression, d'*étouffements* qui augmentaient d'intensité tous les mois. L'époque des règles a toujours été précédée de douleurs très-vives dans la région lombaire, de tiraillements dans les cuisses, d'une *barre* vers l'hypogastre et de coliques. La constipation est habituelle. Il y a trois ans (en 1840), notre malade fut prise tout à coup, sans cause connue, d'accidents inflammatoires siégeant dans l'abdomen, et qui, si l'on peut en juger d'après une description faite par une personne étrangère à la médecine, paraissent avoir été dus à une péritonite. Entrée à Beaujon dans le service de M. Martin-Solon, elle en sortit au bout de cinq semaines dans un état satisfaisant. La première fois que je vis cette jeune fille, c'était le 24 octobre 1842. Depuis deux jours elle ressentait de vives douleurs dans le bas-ventre, une sensation de poids dans les aines, des tiraillements dans les cuisses et dans les lombes. Il y avait vingt-six à vingt-huit jours qu'elle n'avait eu ses règles la dernière fois. La face était injectée, la peau chaude, mais humide, le pouls était un peu plus développé qu'à l'état normal et battait 80 fois (environ) par minute. La malade accusait une vive céphalalgie, de la difficulté de respirer, et dans la nuit précédente, elle avait remarqué que ses crachats étaient teints de sang. Point de garde-robe depuis quarante-huit heures. L'abdomen, douloureux à la pression dans toute son étendue, mais surtout dans la région iliaque gauche, offrait manifestement dans ce point une petite tumeur paraissant avoir le volume d'un petit œuf de poule, jouissant d'une certaine mobilité, et excessivement douloureuse à la pression, mais à la pression seulement. Malgré mes instances, la malade se refusa obstinément à se laisser toucher par le rectum. Tout le côté gauche de la poitrine n'offrit rien de particulier à la percussion et à l'auscultation, mais je constatai à droite un engorgement pulmonaire enté probablement sur des tubercules. La malade fut largement saignée au bras; quinze sangsues furent appliquées aux aines, et je prescrivis en outre des bains de pieds à l'eau vinaigrée, une tisane émolliente, et des lavements légèrement laxatifs.

Sous l'influence de ce traitement antiphlogistique, la céphalalgie et la difficulté de respirer diminuèrent notablement; mais ce qui est surtout remarquable, c'est que le lendemain les règles parurent, et continuèrent à couler pendant trois jours et en plus grande abondance que dans l'état ordinaire de la malade. Seulement le gonflement de la région iliaque gauche ne disparut graduellement que le quatrième jour, et depuis cette époque, la malade entra en convalescence complète.

Elle continua de se bien porter jusqu'au mois de juin de l'année suivante, sauf cependant les règles qui s'annonçaient toujours par des douleurs dans le ventre, par des coliques menstruelles. C'est alors que je fus appelé pour la seconde fois, et je trouvai ma malade dans un état tellement identique à celui que je viens de mentionner, qu'il est inutile d'y revenir : céphalalgie, oppression de la respiration, douleur abdominale, fièvre, gonflement dans la région iliaque gauche, rien n'y manquait. Une saignée du bras de quatre cents grammes, l'application de douze sangsues aux aines, des bains de pieds, l'administration de quarante grammes d'huile de ricin, firent disparaître en peu de temps les accidents, *rappelèrent* les règles, combattirent la congestion dont l'ovaire gauche était principalement le siége, et au bout de quelques jours la malade pouvait se livrer à ses occupations habituelles.

— Une blanchisseuse, la femme Poupe, mère de trois enfants, a toujours été bien réglée et a joui d'une excellente santé jusqu'à sa dernière couche qui eut lieu en 1839. — Elle était alors âgée de vingt-neuf ans. Depuis cette époque, et sans que l'accouchement ait présenté quelque chose d'anormal, la menstruation a été très-irrégulière et accompagnée de vives douleurs dans les régions lombaires, de pesanteurs dans les cuisses, et de tiraillements dans les aines. Cette femme fut saignée plusieurs fois et soumise en dernier lieu à un traitement tonique ferrugineux qui ne modifia en aucune manière la menstruation. Dans le mois de janvier 1841, attaque de rhumatisme articulaire aigu, accompagnée d'accidents thoraciques dont je ne connais pas la nature. Traitée par des moyens antiphlogistiques énergiques et par le calomel, la malade se rétablit en peu de temps. Le 4 avril 1843, l'apparition des règles est annoncée par des coliques menstruelles excessivement vives, avec constipation, lesquelles résistent aux bains de siége, aux lavements purgatifs et aux fomentations chaudes sur le ventre. Appelé le 6 dans la matinée, je constate les symptômes suivants : la physionomie de la malade exprime une grande anxiété; la face est fortement colorée, les yeux vifs, la peau chaude, mais humide; le pouls est plein, élastique, fréquent, et tel qu'on l'observe dans une affection franchement inflammatoire, dans une pneumonie, par exemple. Le thorax percuté et ausculté avec soin ne présente rien de particulier; l'abdomen n'est sensible à la pression que dans un point : — c'est dans la région iliaque gauche, où cependant l'on ne trouve aucun gonflement. La malade n'a pas été à la garde-robe depuis trois jours; les urines sont remarquables par leur pâleur et par la fréquence avec laquelle elles sont émises, mais en petite quantité. La langue est recouverte d'un enduit jaunâtre, pulpeux, humide; cet organe est aplati, large, et ne présente aucune rougeur sur les bords; l'épigastre est indolent. Je pratique une saignée de cinq cents grammes au moins, et je prescris le calomel à la dose de dix centigrammes toutes les trois heures.

— 7 avril. — Amendement des symptômes généraux, une garde-robe semi-liquide, verdâtre et très-fétide. Dans la nuit, il s'est écoulé quelques gouttes de sang par le vagin. La région iliaque gauche, examinée attentivement, fait percevoir, à la main qui l'explore, un gonflement mal circonscrit, aplati, mais assez mobile, cependant, pour se déplacer légèrement dans les mouvements imprimés au tronc de la malade; ce gonflement est très-douloureux à la pression, et ces douleurs s'irradient dans la cuisse correspondante, et jusqu'à l'extrémité du gros orteil. Le doigt, introduit dans le vagin, perçoit une chaleur anormale, et la pression exercée sur le col utérin excite de la sensibilité. Le toucher rectal est très-douloureux, surtout à une certaine profondeur; le canal est chaud, brûlant, et en retirant mon doigt je m'aperçois qu'il est teint de sang mêlé à du mucus. Je diagnostiquai un gonflement inflammatoire de l'ovaire gauche, ou au moins du tissu cellulaire compris entre les lames du ligament large. *Prescription.* — Quinze sangsues dans la région hypogastrique gauche; cataplasmes de farine de lin tièdes seulement; bains de siége avec l'eau de son; continuation du calomel.

— 8 avril. — Après une nuit tranquille, la malade se trouve beaucoup mieux; la coloration des joues a diminué; la peau n'est plus chaude; la langue s'est nettoyée; le pouls s'est abaissé notablement; mais le gonflement iliaque persiste toujours, ou plutôt il a un peu augmenté. Le calomel a produit plusieurs garde-robes semi-liquides et d'une couleur moins foncée, mais comme le médicament a déjà exercé son action sur les gencives, je suis obligé de le cesser. — Les règles n'ont plus reparu.

Il serait fastidieux de poursuivre plus loin le tableau chronologique de cette observation, et d'indiquer jour par jour les symptômes que j'ai observés. Il suffit de dire que le 15 avril, c'est-à-dire neuf jours après le développement de la maladie, la femme Poupe se trouvait assez bien pour se livrer à ses occupations habituelles; mais la région iliaque gauche était toujours tuméfiée, sans être maintenant douloureuse. Depuis lors, cette tuméfaction fit lentement des progrès, et vers la fin du mois, l'on sentait parfaitement une tumeur du volume d'un gros œuf de poule, presque indolente, mobile dans tous les sens, dure au toucher, et n'incommodant guère la malade que par le poids qu'elle occasionnait. Les règles sont revenues à leur époque ordinaire, et ont coulé pendant quatre jours consécutifs. Cette malade étant allée dans son pays, je ne l'ai plus revue depuis.

L'on peut rapprocher de ces deux observations le cas suivant, dont M. Harrison de Louisville nous a donné les détails (1), et que je vais traduire ici.

« M. le docteur Talbot m'envoya chercher pour voir avec lui madame T***, femme d'un respectable marchand, et qui était malade depuis deux ou trois semaines. C'était le 18 mai 1834. Je constatai chez cette femme de la fièvre, de la chaleur à la peau, un pouls faible, petit, la langue chargée, des nausées continuelles, et des vomissements. La fosse iliaque gauche présentait immédiatement au-dessous de la protubérance du sacrum, une tumeur

(1) *The american Journal of the med. Sciences*, février 1835, pag. 372.

peu douloureuse à la pression. L'introduction dans le rectum de la canule d'une seringue suscita de vives douleurs, et ce ne fut qu'avec beaucoup de difficulté que l'on parvint à faire pénétrer le liquide dans l'intestin qui était obstrué, soit par un état morbide de ses membranes, soit par la pression de quelque corps qui diminuait son calibre. Le toucher vaginal me démontra que le museau de tanche était tuméfié et irritable ; la malade accusait une vive douleur lorsque le doigt venait comprimer cette partie. Madame T**** était d'une complexion délicate, mais elle avait toujours joui d'une excellente santé. Elle était mariée depuis six mois, avait été jusqu'ici bien réglée, et ce n'était qu'aux deux dernières époques menstruelles qu'elle avait éprouvé des douleurs excessivement vives, qui furent suivies en dernier lieu du développement de la tumeur abdominale. M. Talbot avait employé les émissions sanguines et avait fait appliquer un vésicatoire sur la tumeur. Comme il n'était plus possible de suivre un traitement actif, à cause de la débilité qu'avaient amenée les moyens déplétifs précédents, et de l'irritabilité de l'estomac qui ne pouvait supporter aucun aliment, nous dirigeâmes notre attention vers ces organes ; nous fîmes tous nos efforts pour donner du ton aux viscères de la disgestion.....................................................................

......................... La malade se trouvait déjà beaucoup mieux, lorsque le 29 juin, elle fut prise de symptômes de phthisie auxquels elle succomba. *Autopsie.* — A l'ouverture de l'abdomen l'estomac fut trouvé complétement à l'état normal ; les glandes mésentériques étaient hypertrophiées, et les poumons contenaient quelques tubercules miliaires et agrégés, mais non dans un état de suppuration. Les principales lésions siégeaient dans le système utérin. Les deux trompes de Fallope étaient volumineuses, surtout la gauche, qui se trouvait distendue, et dont l'extrémité frangée adhérait à l'ovaire du même côté. Les ovaires, augmentés de volume, étaient unis entre eux par une masse formée par une déposition de lymphe coagulable, et qui, fermement adhérente au rectum, comprimait le canal. La trompe du côté gauche contenait trente-deux grammes environ de pus en nature, tandis que la droite en renfermait trois drachmes ; leur calibre était oblitéré près de l'utérus. Le museau de tanche était rouge et tuméfié, et la surface interne de l'utérus présentait une légère couche de pus.

Les trois exemples précédents sont des exemples d'ovarite essentielle se déclarant à l'époque des menstrues, mais antérieurement à l'écoulement sanguin, et paraissent reconnaître pour cause prochaine le travail éliminatoire dont les ovaires sont régulièrement et mensuellement le siége.

D'autres fois l'ovarite essentielle surgit tout à coup au moment même où l'écoulement menstruel a lieu, et est alors généralement produite par une cause morale (1) ou physique qui suspend le flux sanguin, et de là réagit probablement sur les organes de la reproduction, sur les ovaires. En voici deux exemples remarquables dont l'un m'appartient, tandis que l'autre est emprunté au docteur Lowenhardt de Preslau.

Madame *****, âgée de quarante ans, d'une stature moyenne, d'une figure délicate, d'une complexion florissante, et mère de plusieurs enfants, fut atteinte le 12 mars 1829, au moment de ses règles, de douleurs dans l'abdomen, qu'elle attribua à l'imprudence qu'elle fit de s'exposer au froid. Ces douleurs augmentèrent considérablement le jour suivant, et forcèrent cette dame à se mettre au lit. Elle se plaignait d'une douleur pulsative continue

(1) Il existe entre le système nerveux (le cerveau plus particulièrement) et les organes sexuels chez la femme, une telle sympathie, que les affections du premier réagissent puissamment sur les derniers, et anéantissent leurs fonctions. C'est un fait d'observation de tous les jours. Les fermiers savent très-bien que si l'on recouvre d'une peau étrangère un jeune poulain, et qu'on le présente à une ânesse, les mamelles de celle-ci sécrètent immédiatement une grande quantité de lait; mais si l'animal découvre la fraude, la sécrétion du lait cesse immédiatement. Je fus consulté, dit GOOCH (*Practical compendium of midwifery*, Londres, 1831, in-8, sect. 2), par une dame française affectée d'une suppression des règles, et en la questionnant j'appris qu'elle n'était pas menstruée depuis l'entrée des Cosaques à Paris. Il est bien authentique qu'à l'époque de cette invasion, un grand nombre de dames françaises éprouvèrent des accidents semblables.

dans le côté droit de l'abdomen, dans la région ovarienne, et d'un violent désir d'uriner. Le ventre était distendu et un peu gonflé dans l'endroit douloureux; la pression augmentait considérablement la douleur. Le vagin était chaud, mais non douloureux; il en était de même du rectum; mais le doigt, introduit dans cet intestin, démontra que l'ovaire gauche était tuméfié et très-sensible. Il y avait de la fièvre, de la soif, de la céphalalgie; les joues étaient colorées, la langue blanche, sèche; le pouls vif, mais ni plein ni dur. Soumise à un traitement antiphlogistique, cette malade se rétablit en peu de jours.

Le 17 avril de l'année suivante, une alarme occasionnée par un incendie obligea cette dame, qui était alors au moment de ses règles, à se lever précipitamment et à s'exposer ainsi au froid. Les règles se supprimèrent. Elle passa une nuit sans sommeil, eut de fréquents frissons, et ressentit la même douleur dans l'abdomen que l'année précédente. Le vagin était chaud et sec. L'introduction du doigt dans l'anus excita de la sensibilité et démontra que l'ovaire était évidemment enflammé. Mais cette fois, il était plus gonflé, plus douloureux, et les symptômes constitutionnels étaient beaucoup plus marqués; la peau était chaude et sèche, le pouls donnait cent vingt-six pulsations, point dures; l'urine était modique et rouge. *Prescription.* — Saignée de trois cent vingt grammes; douze sangsues sur l'abdomen; fomentations narcotiques; cinq centigrammes de calomel toutes les deux heures.

— 19 avril. — Amélioration générale, mais la douleur abdominale n'est pas subjuguée, et les ténesmes ont même augmenté. Point de garde-robes, malgré les cinquante centigrammes de calomel et les lavements fréquemment répétés. Vingt sangsues furent encore appliquées sur le point douloureux, et le calomel fut prescrit de nouveau. La malade va dans la nuit à la garde-robe; l'irritabilité du rectum diminue, mais la sensibilité de l'abdomen persiste; le pouls continue à être vif, sans plénitude ni dureté. Frictions mercurielles sur le ventre; bain chaud.

— 22. — La nuit a été plus tranquille que les précédentes; les symptômes généraux et locaux ont diminué d'intensité. — Continuation du même traitement.

— 23. — Après une nuit sans repos, les symptômes locaux et

généraux sont encore aggravés. En dépit de la débilité apparente, M. Lowenhardt fait encore une saignée du bras de quatre cents grammes, et afin de modifier l'action des intestins, que le calomel a augmentée, il ajoute un peu d'extrait d'opium à une tisane émolliente, et les frictions mercurielles sont suspendues. Cette dernière émission sanguine produit un changement complet. Le lendemain, la douleur avait presque entièrement cessé, le mercure commença à manifester son action sur les gencives et les glandes salivaires. La garde-malade ayant, contre l'ordre du docteur Lowenhardt, continué les frictions mercurielles, la guérison fut retardée de quelques jours (1).

— Une fille, âgée de vingt-quatre ans, nommée Anastasie, domestique, rue de Lavoisier, n° 20, fut réglée à l'âge de treize ans. Elle n'a jamais éprouvé de *retard*, et l'écoulement menstruel a toujours eu lieu facilement et avec peu de douleur. Le 2 juin 1842, cette femme commet l'imprudence de faire, au moment de ses règles, un fort savonnage, et d'immerser, par conséquent, ses mains dans l'eau froide. Les menstrues se supprimèrent presque immédiatement.

Appelé le 5 juin dans la matinée, je constate les symptômes suivants : face vultueuse, injection des conjonctives, céphalalgie excessivement vive, douleurs dans les lombes et les cuisses, courbature générale, langue rosée sur les bords, blanchâtre dans son milieu; douleurs assez vives de chaque côté de la région hypogastrique, mais particulièrement à droite, et qui s'exaspèrent par la moindre pression. La main, appliquée sur cette dernière partie, perçoit facilement une tuméfaction qu'il est difficile de limiter, mais que, par sa mobilité, par les symptômes constitutionnels, et par les commémoratifs, l'on ne peut méconnaître pour une congestion inflammatoire de l'ovaire droit. Il y avait de la constipation; la malade se plaignait d'une sensation de chaleur dans les parties génitales externes, que je n'ai pas cru devoir examiner; le toucher par le rectum n'a pas non plus été pratiqué. Le pouls présente une plénitude ordinaire, mais il donne au moins cent

(1) M. Lowenhardt, *Diagnostich Praktische ab handlungen aus dem Gebiete der medicin und chirurgie durch krankheitsf älle erlautert*, Preslau, 1835, in-8, pag. 538.

pulsations à la minute; les organes pulmonaires ne présentent rien de particulier. Une saignée du bras, de cinq cents grammes, des bains de pieds à l'eau salée, l'application de réfrigérants sur le front, des fomentations chaudes sur le bas-ventre, et le calomel donné à la dose de dix centigrammes toutes les deux heures, suffisent pour faire disparaître en vingt-quatre heures les symptômes constitutionnels. Mais les règles n'avaient pas reparu....

Je me disposais à faire appliquer des sangsues, soit aux aines, soit sur le siége même de la tumeur pelvienne, lorsque la malade se décida à entrer à l'hôpital Beaujon. J'appris plus tard qu'elle était restée quatre jours dans les salles de M. Renauldin, et qu'elle en était sortie entièrement rétablie. Je ne sais à quel traitement cette femme fut soumise.

Enfin, l'un des médecins les plus distingués de Londres, le docteur James Copland, auteur du beau *Dictionnary of Practical Medicine*, a publié, en 1830, un article très-court, mais excessivement intéressant, sur une forme particulière d'ovarite, ou plutôt sur une variété de l'ovarite essentielle, qu'il attribue à une cause rhumatismale, et que je crois devoir placer dans cette section.

Pouteau (1), Villeneuve (2), MM. Nauche (3), Carus (4), Velten (5), Haase (6), Henne (7), Dezeimeris (8), Busch (9), Schidtmuller (10), Wigand (11), Fletwood

(1) *OEuvres posthumes*, Paris, 1783, 3 vol. in-8, t. III, pag. 58.

(2) *Dict. des Scienc. méd.*, t. XLVIII, pag. 560.

(3) *Des maladies propres aux femmes*, pag. 562.

(4) *Dissert. de Uteri rhumatismo*, *Gynæcologie*, t. II, pag. 252.

(5) Dans Rust's *Magazine*, 1823, t. XIV, pag. 537.

(6) *Zeitschrift für Geburtskunde*, t. IV, pag. 435.

(7) Dans le *Journal de* Siebold, t. VIII, pag. 161.

(8) *Journal de l'Expérience*, mai et juin 1839.

(9) *Die Geburtsshülfliche klinik anden Konig. Fried. Wilh. Universität zü Berlin.*

(10) *Handbuch der Medicinischen Geburtsshülf*, t. I, b. 1, ch. VII.

(11) *Bertrage zur theoretischen und praktischen Geburtsshülfe*, etc.

Churchill (1), etc., ont bien observé et décrit le rhumatisme de l'utérus; mais aucun de ces auteurs, si l'on en excepte ce dernier, ne parle du rhumatisme de l'ovaire mentionné d'une manière accidentelle par Kruger (2) et Murat (3), comme une cause rare d'inflammation de ces organes. M. Copland est le seul médecin, que je sache, qui ait démontré par des observations que les ovaires pouvaient devenir le siége de phénomènes inflammatoires se rattachant bien évidemment à un vice rhumatismal ou goutteux. A l'appui de cette manière de voir, le médecin anglais rapporte deux observations que l'on trouvera insérées dans le Journal médico-chirurgical de Londres, pour l'année 1830 (t. V, pag. 58 et suiv.), et dont je vais donner ici l'analyse.

— Une femme, âgée de trente ans, d'une forte constitution, très-sanguine, mariée, mais sans enfants, tomba malade le 1er juillet 1820, après une nuit passée dans un lit un peu humide. Le lendemain, cette femme éprouva à son réveil des douleurs violentes dans les épaules, à la nuque, et dans les seins, où elles avaient un caractère lancinant; les membres et les articulations étaient à l'état normal. Il se développa aussi dans chaque région iliaque, de vives douleurs qui augmentaient par la plus légère pression, et qui s'exaspéraient toutes les nuits. On constata dans ces parties deux tumeurs siégeant dans la région des ovaires. Il y avait de la fièvre, de la constipation, de fréquentes envies d'uriner, et le produit de la sécrétion rénale était en petite quantité et fortement coloré. M. Copland fit pratiquer une saignée du bras de cinq cent soixante grammes environ, et prescrivit des pilules purgatives et sudorifiques.

Sous l'influence de ce traitement, les symptômes constitution-

(1) *Observ. on the diseases incident to Pregnancy and Childbed*, Dublin, 1840, in-8, pag. 53 et *seq.*

(2) *Patholog. ovariorum*, § 2.

(3) *Dict. des Scienc. méd.*, t. XXXIX, pag. 15.

nels se dissipèrent en partie ; mais les deux tumeurs pelviennes ne commencèrent à diminuer que le troisième ou quatrième jour. C'est alors qu'apparurent les règles qui avancèrent de quinze jours et qui continuèrent à couler abondamment les jours suivants. Le 10 juillet, la guérison était complète.

— 17 mars 1826. — Femme de trente-quatre ans, mariée, et mère de trois enfants. Après avoir été soumise plusieurs fois à des attaques de rhumatisme, cette femme éprouva tout à coup, huit jours avant l'époque ordinaire des règles, une vive douleur dans les régions hypogastriques et lombaires, accompagnée d'*élancements* dans les seins. L'on découvre au-dessus du pubis, et à gauche, une tumeur du volume d'un œuf de poule, profondément située dans la région de l'ovaire. Cette tumeur est accompagnée de fièvre (quatre-vingt-seize pulsations pleines et dures), d'amertume à la bouche, de constipation ; la langue est recouverte d'un enduit épais ; les urines sont modiques et émises avec douleur. On applique à l'hypogastre vingt sangsues, des fomentations chaudes, et l'on administre le calomel. La tumeur diminua graduellement de volume, les symptômes généraux se dissipèrent, et au bout de sept jours, la guérison était complète *précédée par l'apparition des menstrues qui coulèrent abondamment pendant deux ou trois jours.*

## SECTION DEUXIÈME.

### OVARITE PUERPÉRALE.

C'est, sans contredit, la plus fréquente de toutes, et c'est même la seule qui soit admise et reconnue par tous les pathologistes.

Toute l'économie de la femme subit après la parturition, et par suite même du travail nécessaire à l'expulsion du fœtus, des modifications bien remarquables ; l'état physiologique a, pour ainsi dire, complétement changé de face : le système nerveux est plus ou moins affecté ; la sensibilité du cerveau est diminuée ou augmentée ; la circulation, la respiration sont troublées ; les sécrétions normales sont augmentées ; la perspiration cutanée est plus abondante ; les reins agissent avec une vigueur insolite ; il s'établit de *nouvelles* sécrétions (lait et lochies) ; bien que débarrassé maintenant du *corps étranger* (le fœtus et ses enveloppes) qu'il contenait, l'utérus ne cesse pas de se contracter, dans le but, soit de reprendre seulement son volume primitif (ce qui est le cas le plus commun), soit d'expulser quelques caillots de sang qui se sont formés dans sa cavité, et ces contractions utérines, consécutives à la délivrance, sont d'autant plus nécessaires qu'elles diminuent le calibre des vaisseaux utérins, ferment leurs orifices béants à la surface interne de la matrice, et préviennent, par ce mécanisme aussi simple qu'admirable, l'hémorrhagie.

Les ovaires aussi ne sont pas étrangers à toutes ces modifications ; les auteurs s'accordent à dire qu'ils sont, après la parturition, augmentés de volume, plus mous, d'une texture moins serrée, et comme spongieux ; leurs vaisseaux sont souvent engorgés de sang, et dilatés au point d'acquérir le volume du petit doigt (Murat) (1) ; les corps vésiculaires qu'ils sécrètent sont plus développés, plus distincts ; toutes les propriétés vitales de ces glandes sont plus caractérisées, et c'est même à cette époque que leur structure peut être le mieux appréciée : « Je n'ai jamais mieux vu, dit M. Roux (2), la structure des ovaires que sur une femme morte des suites de couche. »

Il y a donc, dans l'état puerpéral, gonflement, turgescence physiologique, surexcitation vitale des ovaires ; de là, la fréquence de l'ovarite dans ces cas.

(1) *Dict. des Sciences méd.*, t. XXXIX, pag. 4.
(2) *Ibid.*

Tantôt cette phlegmasie est isolée, indépendante de toute espèce d'inflammation utérine ou péritonéale; tantôt, au contraire, et beaucoup plus souvent, elle est consécutive à une métro-péritonite, ou au moins l'on trouve tout en même temps une ovarite et une inflammation de l'utérus et du péritoine, ou de l'utérus seulement, sans qu'on puisse dire quel a été l'organe intéressé primitivement.

Quelle que soit la nature intime de la fièvre dite puerpérale; que dans cette affection la phlegmasie produise la fièvre, ou que la première ne soit qu'une simple coïncidence; qu'il y ait là ou non un principe typhique ou miasmatique qui l'emporte sur la phlogose viscérale; quels que soient, enfin, les rapports qui peuvent exister entre les symptômes *généraux* observés pendant la vie, et les *altérations pathologico-anatomiques* constatées sur le cadavre, il n'en est pas moins certain que, parmi ces dernières, les plus remarquables et les plus constantes que l'on rencontre consistent dans une inflammation du péritoine et des organes génitaux internes, et que, parmi ces derniers, *les ovaires participent dans la majorité des cas à cette inflammation, ou même sont le siége de la principale, et quelquefois de l'unique altération.*

Voici des faits à l'appui de cette assertion :

En 1746, Antoine de Jussieu, Albert de Villars et Fontaine, observèrent à l'Hôtel-Dieu de Paris, une épidémie de fièvre puerpérale. Dans plusieurs cas, les ovaires étaient en suppuration, et dans *tous*, ils étaient plus ou moins phlogosés.

« Mais là où le pus se rencontrait le plus souvent, dit M. Voillemier, en parlant de la fièvre puerpérale, c'était dans le tissu cellulaire des ligaments larges et des ovaires. Ceux-ci, surtout, étaient parfois envahis en entier par la suppuration, et transformés en une poche purulente (1). »

Dans deux cent vingt-deux cas de fièvre puerpérale, M. Tonnellé a trouvé une altération de l'utérus *et de ses appendices*, cent quatre-vingt-dix-sept fois. L'ovarite fut bien constatée dans cinquante-huit cas, et chez quatre des malades, ces organes étaient le siége de collections purulentes (2).

Sur six cent quatre-vingt-six cas de métro-péritonite puerpérale, MM. Boivin et Dugès ont rencontré trente-cinq fois l'ovaire enflammé (3).

Le docteur Collins a fait l'ouverture de trente-sept femmes qui avaient succombé à la fièvre puerpérale : « Dans un grand nombre d'exemples, les ovaires avaient beaucoup souffert ; ils étaient généralement augmentés de volume, et tellement ramollis, qu'ils se déchiraient en morceaux par la moindre pression (4). »

Dans l'automne de l'année 1819, dit M. Robert Lee, on fit l'autopsie de cinquante-six femmes qui avaient succombé à la fièvre puerpérale dans le grand hôpital de Vienne....... Les ovaires et les trompes de Fallope furent *toujours* trouvés plus ou moins gonflés, rouges et ramollis (5).

Dans un autre ouvrage, le même écrivain, médecin

(1) *Journal des Connaiss. méd.-chirurg.*, janvier 1840, pag. 4.

(2) *Journal hebdom. de méd.*, mai 1830.

(3) *Maladies de l'utérus*, t. II, pag. 567.

(4) COLLINS (D.), *Practical Treatise of midwifery*, Londres, 1835, in-8, pag. 398.

(5) LEE, *On puerperal fever*, pag. 8.

d'un grand hôpital de Londres, rapporte que, de l'examen de quarante-cinq cadavres de femmes qui avaient succombé aux suites de couches, il résulte que le péritoine et les appendices utérins furent enflammés dans trente-deux cas (1). M. Robert Lee décrit de la manière suivante les phénomènes morbides observés sur les ovaires et sur leurs oviductes :

« L'on a aussi constaté, dans la structure des ovaires, des modifications nombreuses et importantes. L'on a trouvé leur surface péritonéale rouge, vasculaire, et imbibée de lymphe, sans que leur parenchyme ait montré quelque altération sensible ; dans d'autres cas, les organes, dont le volume était beaucoup augmenté, étaient gonflés, rouges et pulpeux. L'on a vu du sang épanché dans les vésicules de Graaf ou autour d'elles, ainsi que des collections circonscrites de pus au milieu du tissu même des ovaires hypertrophiés (*enlarged*). Dans plusieurs exemples qui se sont offerts à mon observation, le tissu entier des ovaires était converti en une pulpe vasculaire, sans qu'il fût possible de reconnaître aucune trace de l'organisation naturelle de ces corps.

« Chez une malade, l'ovaire paraissait converti en un large kyste contenant du pus, lequel kyste avait contracté des adhérences avec les parois abdominales qui, s'étant ulcérées dans un point, avaient donné issue à la matière. Dans un autre cas, qui fut suivi de mort, les appendices utérins, agglutinés ensemble, avaient contracté des adhérences avec le péritoine, au pourtour du bassin ; l'inflammation s'était étendue au tissu cellu-

(1) Lee, *Researches on the pathology and Treatment of the diseases of women*, Londres, 1833, in-8, pag. 38.

laire sous-péritonéal, et avait donné naissance à une collection purulente, laquelle, siégeant sur le trajet des muscles psoas et iliaque, simulait un abcès lombaire. Chez trois autres sujets, qui finirent par guérir, la matière purulente sécrétée au pourtour du bassin, s'était frayé une voie au-dessous du ligament de Poupart, à la partie supérieure de la cuisse, et s'échappa au dehors après avoir ulcéré les téguments en cet endroit. Dans tous ces cas, nous observâmes une contraction de la cuisse sur le bassin, qui dura plusieurs mois (1).

Parmi les dix cas d'ovarite observés par M. Tanchou, au Dispensaire de Sainte-Geneviève, huit résultaient d'avortements ou des suites de couches.

« Dans la fièvre puerpérale, les ovaires et les trompes sont profondément injectés de sang, de sérum, de lymphe ou de pus, d'où résultent des lésions variables sous le rapport de la consistance, de la couleur, de la teinte (2). »

« L'inflammation se propage souvent aux trompes de Fallope, qui sont alors gorgées de sang. Les ovaires sont aussi souvent affectés de la même manière. L'on peut trouver dans ces parties du pus, et les ovaires sont quelquefois tellement distendus par l'inflammation, qu'ils égalent en volume un œuf de pigeon (3). »

Une femme de trente-huit ans meurt le troisième jour d'une péritonite puerpérale. Sauf un commencement d'injection inflammatoire de la membrane péritonéale, les seules altérations pathologiques que l'on con-

(1) LEE, *Researches on the pathology*, etc., pag. 26.
(2) JOHN CLARKE, *Essays*, etc., pag. 63 et 64.
(3) M. FERGUSON, *On puerperal fever*, Londres, 1839, pag. 38.

state sur le cadavre, sont des adhérences formées par l'épiploon, les annexes de l'utérus et le tissu cellulaire voisin. Il y a là du pus et des fausses membranes, des deux côtés; les ovaires sont réduits en un putrilage friable; *l'utérus ne présente aucune trace de phlegmasie.* Chez une autre femme, de vingt-quatre ans, les trompes et les ovaires, dans leur tunique péritonéale, sont le siége de l'inflammation la plus vive (1).

« Les ouvertures du corps des femmes mortes de métrite après leurs couches, nous apprend l'illustre Portal, m'ont offert ordinairement la matrice pleine de sang dans ses parois et dans sa cavité, les ovaires plus ou moins tuméfiés, les ligaments larges et ronds plus gros, et leurs vaisseaux, ainsi que ceux des trompes, gorgés de sang (2). » En outre, le même écrivain fait remarquer que dans certains cas, la matrice est plus ou moins *endurcie,* décolorée dans une étendue plus ou moins grande, plutôt même plus pâle que plus rouge, tandis que les vaisseaux sanguins des trompes et des ovaires, des ligaments larges et ronds, sont gorgés de sang, « au point que l'on eût été disposé à croire la matrice saine plutôt que de la regarder comme le siége de l'inflammation; on eût plutôt pensé qu'elle existait dans les ligaments larges, ou dans les ovaires, parce que leurs vaisseaux étaient gonflés, ou qu'il y avait du sang épanché dans leur texture. »

Que sont les *dépôts laiteux dans l'hypogastre,* dont parle Puzos (3), les *engorgements laiteux dans le bassin*

(1) TARDIEU, *Journ. des Connaiss. méd.-chirurg.*, décembre 1841, pag. 226.

(2) PORTAL, *Cours d'Anatomie médicale,* t. V, pag. 517.

(3) *Traité des accouchements,* 1759, in-4, p. 358, 360, 361, 364, 365.

indiqués par Levret (1), — si ce n'est des collections purulentes ou séro-purulentes qui s'étaient formées, soit dans les ovaires, soit dans leurs canaux excréteurs, soit enfin entre les lames des ligaments larges?

Une femme meurt le trentième jour après son accouchement; Morgagny trouva l'ovaire et la trompe du côté droit agglutinés entre eux et avec la partie voisine de l'intestin colon, et *corrompus* en grande partie par un abcès. L'utérus était tel qu'il devait être sur une accouchée. L'ovaire gauche, d'un volume normal, était « mol-« lior, sectusque, humidior ut quasi ex gelatinâ potiùs « quàm ex aliâ substantiâ factus videri posset (2). »

Une femme récemment accouchée éprouve dans le flanc gauche des douleurs vives avec difficulté dans l'émission des urines. On lui prescrit des antispasmodiques et des toniques. Les symptômes s'aggravèrent, et les douleurs s'étendirent à la cuisse. Il se développa, dans la région iliaque gauche, une tumeur sensible à la pression; la malade éprouvait une sensation de forte chaleur dans le vagin et de l'engourdissement dans les membres inférieurs. M. Sattinger, ayant reconnu une inflammation de l'ovaire, prescrivit les antiphlogistiques qui furent suivis de succès (3).

« Dans les cas où, après la parturition, par exemple, l'utérus est devenu le siége d'une vive inflammation, l'on a vu aussi l'ovaire participer à cette inflammation. Ces organes sont alors tuméfiés, plus durs qu'à l'état

(1) *Traité des accouchements laborieux*, 1770, in-8.

(2) *De sedib. et Caus. morb.*, litt. XLVI, art. 27.

(3) *Siebold's Journ. für Geburtsshülfe*, t. VIII, deuxième cahier, pag. 480.

ordinaire, et sont très-vasculaires; très-communément l'on y trouve du pus (1). »

Dans un mémoire très-curieux, écrit par madame Boivin (2), le lecteur pourra lire les détails de plusieurs autopsies de femmes mortes en couches, et chez lesquelles les ovaires furent trouvés enflammés, abcédés, ramollis, et même en putrilage; la matrice était parfois exempte de maladie. L'auteur, il est vrai, fait remonter l'origine de ces phénomènes pathologiques à une époque antérieure à l'accouchement; mais bien certainement il n'en a pas été ainsi dans tous les cas qui sont rapportés dans ce mémoire, et il est facile de voir que chez quelques malades, les annexes de la matrice se sont enflammées après la parturition, et sous l'influence de l'état puerpéral (3).

(1) MATH. BAILLIE, *Morbid anatomy*, 1807, troisième édition, pag. 400.

(2) *Recherches sur une des causes les plus communes et les moins connues de l'avortement*, Paris, in-8.

(3) Voy. encore : — WALSH, Practical observations on the puerperal fever. Londres, 1795 — LYNCK; Dissertatio de peritonœtide puerperarum, Edimb., 1799 — PAPST; ideen uber das kindbetterinnen fieber; Cobourg, 1801 — JAGER; Beobacht fib. das hitzige kindbetterinnen fieber; *dans :* Osiandiers neuen Denkwür digkeit; Bd. 1; nº vij — P. FRANK; De curand. hom. morb. Epitome; 1818; tom. 11, pag. 120; — M. BAUDELOCQUE; Traité de la Péritonite, Paris, 1830; p. 144; — J. F. SOBERNHEIM; Diagnostik Praktische der Innern krankheiten mit verzüglichen Reucksicht auf pathologische anatomie; Berlin, 1837; in-8, pag. 201 et seq. — CRUVEILHER; Anatomie patholog.; 13e livrais., p. 5. — DE LA ROCHE; Recherches sur la nature et le traitement de la fièvre puerpér., p. 228 (1775) — DOUBLET, Nouvelles Recherches sur la fièvre puerp., 1791, p. 277, — DESAULZAI, Journal de Méd., tom. XIII, p. 22.

MM. Doherthy et Churchill ont aussi, chacun dans un mémoire séparé, publié plusieurs observations de l'inflammation des appendices utérins.

« Les appendices utérins, nous dit M. Campbell (1), peuvent être, dans la fièvre puerpérale, profondément intéressés, tandis que l'inflammation du péritoine est de peu d'importance (*trivial.*). Un des ovaires, ou tous les deux en même temps, sont quelquefois considérablement augmentés de volume, convertis en deux sacs de matière purulente, ou même complétement détruits, de telle sorte qu'il ne reste que leur tunique péritonéale. Lorsque ces organes ont subi de telles altérations, il est à peine nécessaire de dire que les ligaments larges et les trompes de Fallope participent plus ou moins à la maladie. J'ai vu, dans plusieurs cas, des abcès de l'ovaire qui s'étaient rompus dans le vagin, à l'aine et au pourtour du bassin. »

Je n'en finirais pas si je voulais rapporter une partie seulement des observations d'ovarite puerpérale qui sont consignées dans la science; il me suffit de dire qu'il n'est pas un médecin attaché à un service de femmes en couches, qui n'en ait observé plusieurs exemples, depuis le simple gonflement inflammatoire jusqu'à la fonte purulente ou même putrilagineuse de l'organe.

De là les diverses formes de fièvre puerpérale admises par plusieurs écrivains, qui, suivant l'impulsion donnée à la médecine par l'anatomie pathologique, et réunissant tous leurs efforts pour localiser cette affection, ont senti la nécessité d'en admettre plusieurs espèces suivant les parties de l'organisme qui sont principalement lésées.

Ce dernier écrivain, en particulier, en rapporte vingt-trois cas, dont plusieurs se terminèrent par suppuration. (Voy. *The Dublin* Journal of medical Sciences, Sept. 1843, p. 1 et seq.).

(1) System of midwifery — Edimbourg, 1833, pag. 362.

« Puisque les symptômes constitutionnels de la fièvre puerpérale, dit M. Robert Lee, paraissent avoir leur source dans une cause locale, il serait certainement plus philosophique et plus conforme aux principes de toute division nosologique, de bannir entièrement de la nomenclature médicale les termes de fièvre puerpérale, fièvre des femmes en couches, et de leur substituer ceux d'inflammation de l'utérus et de ses annexes, chez les femmes en couches. »

M. John Clarke (1) décrit quatre formes de fièvre puerpérale :

1° Inflammation de l'utérus et des ovaires ;

2° Inflammation du péritoine ;

3° Inflammation de l'utérus, des trompes de Fallope et du péritoine, unie à un état inflammatoire de l'économie ;

4° Fièvre lente liée à une affection quelquefois épidémique de l'abdomen.

Pour M. Lee (2), les diverses formes que revêt la fièvre puerpérale peuvent être comprises dans les chapitres suivants :

1° Inflammation du péritoine qui recouvre l'utérus, et du sac péritonéal ;

2° Inflammation des appendices utérins (ovaires, trompes de Fallope et ligaments larges) ;

3° Inflammation de la membrane muqueuse de l'utérus et de son tissu musculaire ou propre ;

4° Inflammation et suppuration des absorbants et des veines qui entrent dans la composition des organes utérins.

(1) *Med. Comm.*, 1791, pag. 318.

(2) *On Puerperal fever.*

M. Fleetwood Churchill (1) divise la fièvre puerpérale en cinq variétés qu'il range ainsi suivant l'ordre de leur fréquence relative :

1° Péritonite ;
2° Hystérite ;
3° Inflammation des appendices utérins ;
4° Phlébite utérine ;
5° Inflammation des absorbants.

## SECTION TROISIÈME.

### OVARITE SYMPTOMATIQUE.

Il suffit de noter ici cette forme de l'inflammation des ovaires. Les relations fonctionnelles et organiques de l'utérus avec les ovaires sont tellement intimes que l'inflammation du premier se communique facilement aux seconds (2). L'on a constaté, un grand nombre de fois, des traces incontestables d'inflammation ovarienne que l'on n'a pu rattacher qu'à une phlogose antérieure de l'organe gestateur. Bien plus même, la plupart des pathologistes qui ont écrit sur les maladies des femmes, et qui n'ont pas oublié les affections inflammatoires des ovaires, font dépendre exclusivement ces dernières d'une phlogose utérine, surtout lorsque celle-ci siége dans le corps même de l'organe. Nous avons prouvé bien manifestement la fausseté de cette opinion, et, je le ré-

(1) *Observations on the diseases incident to the Pregnancy and Childbed,* Dublin, 1840, in-8, pag. 311.
(2) Campbell, *oper. citat.*, pag. 42.

pète encore ici, l'existence de l'ovarite essentielle, idiopathique, est un fait que l'on ne peut plus mettre en doute.

D'après l'expérience de M. Mélier, il serait très-commun de voir les affections catarrhales du canal utérin se communiquer aux ovaires qui deviennent alors le siége de phénomènes inflammatoires : « Le col, affecté primitivement, dit ce médecin (1), souffre d'abord seul; plus tard, et par une sympathie qu'explique aisément la continuité des tissus, l'ovaire partage la souffrance et se gonfle. C'est ainsi et sous cette influence que doivent naître et se développer la plupart des ovarites, ces gonflements quelquefois énormes des ovaires, ces dégénérescences qui s'y rencontrent et dont la cause paraît toujours si obscure... Cette relation me paraît évidente; elle est telle que chaque fois que le col devient plus douloureux, la douleur de l'ovaire ne manque pas de s'exaspérer aussi..... ; en un mot, ce qui irrite ou adoucit le col produit sympathiquement le même effet sur l'ovaire. »

## SECTION QUATRIÈME.

### Caractères anatomiques; Étiologie; Symptômes; Diagnostic; Terminaisons et Traitement de l'Ovarite.

L'ovarite peut être aiguë ou chronique; il ne sera question que de la première.

§ Ier. — *Lésions anatomiques de l'ovarite aiguë.* — Toutes les lésions que l'on a jusqu'ici constatées dans

(1) *Mém. de l'Acad. roy. de Méd.*, t. II, pag. 302, année 1832.

les ovaires frappés d'inflammation, peuvent être comprises dans les degrés suivants, que nous allons esquisser d'après les travaux sur ce sujet de MM. Lowenhardt, Seymour, Schonlein, Baudelocque, Sobernheim, Velpeau, Dugès, madame Boivin, etc., et d'après la lecture d'un grand nombre de cas d'ovarites éparses çà et là dans les journaux français et étrangers, et accompagnées de l'examen nécroscopique.

Premier degré. — L'ovaire est légèrement augmenté de volume; il est rénitent, élastique; lorsqu'on le comprime on éprouve une sensation qui ressemble quelque peu à celle de la fluctuation; sa surface est lisse, polie, luisante; son tissu, plus rouge qu'à l'état normal et moins résistant, est abreuvé de fluides et parcouru par un grand nombre de ramuscules vasculaires, surtout aux environs des petites cellules qui, placées à la superficie de l'organe, contiennent des ovules, parvenus ou près de parvenir à leur maturité : on dirait que toute la vitalité des ovaires se concentrant autour des germes, c'est dans ce point que la cause excitante de l'inflammation a eu plus de prise, et manifeste plus promptement et plus efficacement ses effets. Les vésicules ovariennes elles-mêmes sont souvent aussi plus développées, plus distinctes. L'oviducte participe quelquefois à ce premier degré de l'ovarite; alors ce conduit est vascularisé, gorgé de sang, et son embouchure est plus rapprochée de l'ovaire que dans les circonstances ordinaires.

Deuxième degré. — Le volume de l'ovaire est beaucoup augmenté. Cet organe offre encore avec le testicule cela de particulier, que, sous l'influence de l'inflammation, il grossit considérablement; on l'a vu acquérir, dans l'espace de deux ou trois jours un volume double, triple, et même quadruple de celui qu'il offre à l'état normal de manière à égaler un gros œuf de poule. Il est arrondi, ovale ou aplati, mou, friable, infiltré d'une sérosité jaunâtre ou violacée, et quelquefois parsemé en même temps de petits épanchements sanguins (1). C'est dans ce degré de l'ovarite qu'il convient de placer le *ramollissement rouge* dont nous donnerons bientôt des observations, et dans lesquelles on verra le tissu des ovaires, le *stroma* converti en une matière friable, d'un

(1) M. CRUVEILLHER, *Anatomie patholog.*, treizième livraison, pl. 3, fig. 4. Une fille de vingt ans succomba à une fièvre pétéchiale; STOLL, qui en fit l'ouverture, trouva, outre un grand nombre de taches sur la plèvre, le péricarde et l'utérus, « ovula in ovariis sanguine atro suffusa, « tumidiora multò quàm soleant. » (*Ratio medendi*, 1777, pag. 385.) Sur une fille de trente ans, affectée depuis longtemps de pâles couleurs, et qui mourut subitement, RIOLAN trouva l'ovaire gauche de la grosseur du poing, « tout marqueté de sang extérieurement, mais plein intérieurement d'une grande quantité d'humeurs séreuses. » (*Anthropographie*, pag. 413.) MORGAGNY rapporte aussi plusieurs exemples de foyers sanguins siégeant dans les ovaires : ici le fluide épanché est contenu dans une cellule tapissée par une membrane blanche un peu épaisse (epist. XXIX, art. 12); là, au centre de deux corps arrondis, inégaux en volume, et cachés dans l'épaisseur de l'organe (epist. XLVIII, art. 44); dans un troisième cas, c'est une cellule ovarienne dont les parois sont ossifiées, et qui renferme une humeur sanguinolente (epist. XLVII, art. 12); dans un quatrième, l'autopsie fit découvrir, dans un des ovaires, un petit kyste d'un vert jaune renfermant des globules de sang concrété (epist. LII, art. 6; voy. encore : epist. XXI, art. 47; epist. XXVI, art. 13; epist. XXII, art. 4).

Enfin, sur le cadavre d'une femme morte dans le service de M. ROSTAN, et qui n'avait jamais eu d'enfants, l'on trouva dans chaque ovaire, dont le volume était ordinaire, un caillot sanguin nageant dans de la sérosité, laquelle était elle-même contenue dans une espèce de poche membraneuse, lisse et comme séreuse (M. THAÈRE, *Thèses de Paris*, 1839, n. 85).

rouge uniforme, foncé, et ressemblant beaucoup au parenchyme de la rate.

TROISIÈME DEGRÉ. — Soit que la phlegmasie ait été très-intense, soit qu'elle n'ait pas été combattue à temps, elle donne naissance à la sécrétion de la matière purulente. Celle-ci est tantôt disséminée, infiltrée entre les mailles du tissu même de l'organe ; tantôt, au contraire, elle est réunie en foyer, et ce dernier est unique, ou bien le pus est contenu dans plusieurs poches qui communiquent souvent les unes avec les autres. M. Négrier a décrit de petites loges purulentes disséminées dans les ovaires, assez régulières et semblables, que ce médecin regarde comme des vésicules graafiennes enflammées et gonflées par le fluide morbide qu'elles auraient sécrété. L'on a vu aussi la trompe, dilatée d'une manière quelquefois considérable, remplie par de la matière purulente.

QUATRIÈME DEGRÉ. — Ici se place le *ramollissement gris* des ovaires, ou, si l'on veut, la fonte putrilagineuse de ces organes dont plusieurs auteurs, et entre autres madame Boivin, nous ont laissé des exemples. Dans ce dernier degré de l'ovarite, le stroma n'offre plus aucune trace d'organisation, du moins dans une portion de son étendue ; il est converti en une matière sanieuse, grisâtre ou *vineuse*, presque diffluente, qui approche beaucoup de la gangrène, ou qui n'est même, peut-être, que la mort du tissu ovarien.

Outre ces altérations que l'on a constatées dans les cas d'ovarite, il en est beaucoup d'autres que l'on ne peut rattacher à aucun des degrés que nous venons de mentionner, parce que plusieurs d'entre elles peuvent se rencontrer dans des phases diverses de la maladie, sans être propres à aucune, d'une manière spéciale. Telles sont les adhérences bien communes des ovaires avec les trompes, et avec les autres organes circonvoisins (utérus, cæcum, rectum, vessie, colon iliaque, mésentère, etc.); leurs perforations, leurs déplacements, l'inflammation simple ou pseudo-membraneuse du péritoine, la présence du pus dans les vaisseaux lymphatiques et dans les veines ovariennes, la dilatation variqueuse de ces dernières, etc.

§ II. — *Étiologie*. — La division que nous avons établie de l'ovarite, portant principalement sur les causes qui donnent naissance à cette phlegmasie, nous dispense d'entrer dans de longs détails touchant son étiologie. L'accouchement, l'état puerpéral, le travail éliminatoire, l'espèce de *ponte* qui s'opère tous les mois à l'époque des menstrues, une affection de la matrice, voilà les quatre causes principales qui peuvent enflammer les organes reproducteurs de la femme, et qui suffisent à elles seules pour amener ce résultat.

Dans le cours de l'année 1840, il s'est présenté au dispensaire de Sainte-Geneviève, dont M. le docteur Tanchou est médecin, dix femmes atteintes d'ovarites. « Le travail menstruel, dit ce praticien distingué, la grossesse, l'accouchement, la métrite; voilà les causes presque exclusives qui avaient engendré ces phlegmasies. La première et la seconde s'expliquent physiologiquement par la nature des fonctions elles-mêmes à l'accomplissement desquelles l'ovaire prend une grande part; l'accouchement par les violences qu'il entraîne, et par l'hypérémie inflammatoire dont il est si souvent accompagné; enfin, la métrite enflamme l'ovaire par l'extension contiguë de la phlegmasie » (1).

Je ne connais aucune observation qui prouve directement le développement de l'ovarite sous l'influence d'une cause physique et extérieure, telle qu'un coup sur la région hypogastrique, une chute, etc.; l'on conçoit, cependant, que cela puisse arriver, et je ne vois pas pourquoi les ovaires seraient soustraits (si ce n'est par leur situation profonde) à l'action *enflammante* de ces violences physiques, qui amènent si fréquemment la phlogose dans les autres parties de l'économie. Je ferai remarquer, d'un autre côté, que très-souvent des tumeurs développées dans les ovaires, des kystes hydropiques de ces organes, ont surgi, lentement il est vrai, après un coup porté sur l'abdomen, une chute sur les fesses, etc. N'est-il pas alors rationnel de croire que ces causes ont engendré dans les ovaires un mouvement inflammatoire lent, chronique, d'où sont résultées consécutivement ces dégénérescences que nous mentionnons? Raisonne-t-on autrement en ce qui concerne les affections chroniques de l'utérus, du foie, de l'estomac, des reins, etc.? Pourquoi donc n'appliquerait-on pas ces données de pathogénésie générale à l'histoire des maladies qui sévissent sur les ovaires?

L'on a vu l'ovarite succéder à une inflammation catarrhale du vagin, à une blénorrhagie; d'où l'ovarite *blénorrhagique*. MM. Ricord et Vidal de Cassis en ont observé des exemples; voici comment s'exprime ce dernier chirurgien à ce sujet : « Quand l'inflammation du vagin est très-intense, elle remonte quelquefois, et tandis

(1) *Journal des Connaiss. médicales*, décembre 1841.

qu'elle a été partout superficielle, c'est-à-dire bornée à la muqueuse, elle devient plus profonde à mesure qu'elle va vers les ovaires; car là elle revêt parfois le caractère phlegmoneux. J'ai observé une inflammation de cette nature. Après une vaginité des plus intenses, la matrice se prit, et puis les ovaires; alors apparurent les vrais symptômes de l'ovarite. Les douleurs des deux fosses iliaques étaient des plus vives; cependant on ne les augmentait pas considérablement par la pression; en explorant avec soin cette région, après avoir évacué les gros intestins par deux lavements, on sentait un empâtement; le haut des cuisses était aussi douloureux; il y avait des crampes dans les membres inférieurs, des vomissements, des douleurs d'estomac, de la céphalalgie, un pouls médiocrement accéléré, et assez souple, voilà les symptômes de cette ovarite qui, pour moi, fut manifeste; car après la cessation des douleurs, et pendant un moment de calme, dix jours après les premiers symptômes de la phlegmasie que je soupçonnais, j'appliquai le spéculum, et à peine fut-il introduit que je vis sortir par le col de l'utérus une grande quantité de pus très-bien lié, mais ayant une odeur des plus repoussantes. Il fut évident, pour moi, que ce pus venait des ovaires par les trompes qui l'avaient conduit dans l'utérus, lequel s'en débarrassa pendant l'application du spéculum; car on saura que pendant cette manœuvre l'utérus revient toujours plus ou moins sur lui-même, surtout quand il contient un produit quelconque » (1).

(1) VIDAL DE CASSIS, *Traité de patholog. externe*, 1841, t. V, pag. 792. L'ovarite blénorrhagique est aussi notée dans la *Library of medicine* (t. IV, pag. 347, Londres, 1840), par MM. FERGUSON et SIMPSON, qui *croient* en avoir observé un cas.

L'ovarite, considérée d'une manière générale, mais spécialement l'ovarite idiopathique, est plus fréquente à gauche qu'à droite. Ce fait, annoncé par plusieurs pathologistes qui se sont occupés des maladies des ovaires, se trouve corroboré par l'analyse de quarante-trois cas d'ovarite bien confirmée, pris, soit dans ma pratique, soit dans les revues périodiques et dans les ouvrages *ex professo*. Ces quarante-trois observations sont réparties, quant au siége de la maladie, de la manière suivante :

La maladie siégeait dans :

| | | |
|---|---|---|
| L'ovaire gauche. . . . . . . . . . . . . | dans | 25 cas. |
| L'ovaire droit . . . . . . . . . . . . . . . . | | 11 |
| Les deux ovaires . . . . . . . . . . . . . . | | 4 |
| Le côté affecté n'est point indiqué. . . . . . . . | | 3 |
| Total. . . . . | | 43 |

Éliminant les cas où le côté malade n'est point indiqué, et ceux où les deux ovaires étaient enflammés simultanément, il résulte donc que l'ovarite gauche : l'ovarite droite : : 25 : 11.

Cette fréquence beaucoup plus grande de l'inflammation dans l'ovaire gauche que dans l'ovaire droit (1) ne peut s'expliquer, jusqu'à présent, que par une seule raison, par la proximité du rectum. Cette manière de voir, partagée par M. Tanchou, est d'autant plus admissible que, dans la majorité des cas d'inflammation des ovaires, il existe de la constipation; et l'on comprend bien alors que des matières fécales accumulées dans cet intestin peuvent irriter l'ovaire et le phlogoser, surtout si cette distension du rectum agit en même temps que

(1) Parmi les dix cas d'ovarite observés par M. Tanchou, deux seulement siégeaient à droite.

d'autres causes excitantes de l'ovarite, telles que l'accouchement, le travail menstruel, etc.

Nous verrons aussi que l'emploi d'une médication propre à débarrasser le canal intestinal des matières qui l'obstruent, constitue un des modes de traitement le plus efficace pour combattre la phlogose ovarienne.

Il faut encore ranger, parmi les causes de l'ovarite, l'influence d'un vice rhumatismal (1), l'étranglement de l'ovaire dans un sac herniaire, des manœuvres imprudentes pendant l'accouchement, et surtout pendant la délivrance, les injections utérines (2) employées dans un but thérapeutique, le froid aux pieds pendant la menstruation, la pléthore générale, et peut-être, la pression occasionnée par la tête du fœtus (3).

Nous ne parlerons pas ici « de la surexcitation nerveuse et des irradiations sur les organes générateurs qui sont le résultat de la lecture des livres qui dirigent les idées vers la réunion sexuelle; l'habitude de s'abandonner aux idées de ce genre; l'espoir d'un mariage vivement désiré; la provocation à l'acte vénérien sans accomplissement, surtout à l'approche des règles; la privation des plaisirs amoureux dans l'état de mariage; l'abstinence subite du coït chez la femme qui s'y livre très-fréquemment; des jouissances avant l'âge marqué

(1) Nous en avons donné plus haut deux exemples.

(2) Dans la séance du 1er septembre 1840, l'Académie royale de médecine a entendu la lecture d'un travail de M. Leroy, d'Etiolles, sur l'ovarite. Dans les deux cas qui font le sujet de ce mémoire, la phlegmasie avait été provoquée par des injections émollientes poussées dans l'utérus. Chez une des femmes, cette pratique avait été suivie d'une douleur très-vive dans l'un des flancs.

(3) M. Churchill, Dublin, *Journal of med. Scienc.*, septembre 1843, pag. 20.

par la nature; l'usage du coït dans la convalescence d'une inflammation de la matrice, etc. (1). »

Cet ordre de causes appartient à la nymphomanie, et nous ne croirons à leur influence dans la production de l'ovarite, que lorsque nous en aurons vu ou lu des observations bien détaillées.

§ III. — *Terminaisons.*— Les modes de terminaison de l'ovarite ne diffèrent pas de ceux qui peuvent suivre l'inflammation du tissu cellulaire et des organes parenchymateux. On peut encore observer ici la résolution, la suppuration, le ramollissement, la gangrène et l'induration ou l'état chronique, auxquels je joindrai encore les épanchements de sang dans le tissu même des ovaires.

A. — ***Résolution.*** — C'est la terminaison la plus commune de l'ovarite, et tous les efforts du médecin doivent tendre à l'obtenir. Nous en avons déjà donné des exemples précédemment; en voici deux cas.

— Une femme, âgée de trente-trois ans, blonde et fortement constituée, entra à l'Hôtel-Dieu, le 10 décembre 1828. Elle était accouchée quinze jours auparavant, d'un enfant à terme, et présenta successivement l'état suivant : œdème des extrémités inférieures et de la paroi antérieure de l'abdomen; suppression des lochies depuis douze jours; tumeur dans la partie latérale gauche de l'hypogastre, du volume d'un gros œuf de poule, très-douloureuse au toucher; difficulté et diminution des urines; sentiment de pesanteur dans le vagin, etc. Quarante sangsues appliquées en deux fois sur la tumeur; des cataplasmes, des fomentations: tels furent les moyens qui amenèrent, lentement il est vrai, la résolution de la tumeur (2).

(1) *Dict. abrégé des Scienc. méd.*, t. XII, article *Ovaires.*

(1) *Journ. hebd. des progrès des Scien. médic.*, t. I, pag. 417, année 1834.

— Anne Coffey, âgée de 26 ans, fut admise dans un des hôpitaux de Dublin, en juillet 1842. — Deux jours après son premier accouchement, cette femme éprouva des douleurs assez vives dans tout l'abdomen, lesquelles se localisèrent bientôt dans la région iliaque gauche, — position verticale impossible, — dysurie, — ténesmes, — puis, apparition d'une tumeur qui grossit graduellement. — Cette tumeur est dure, douloureuse, grosse comme un œuf de dinde, quelque peu mobile, et de toute apparence, complétement solide. Le vagin est plus chaud qu'à l'ordinaire, mais l'on ne suit point dans ce canal, la tumeur qui est très-élevée. — On prescrit des sangsues, des fomentations et des vésicatoires *loco dolenti*, le calomel et des purgatifs. Sous l'influence de ce traitement, la douleur cessa, et la tumeur diminua tellement, que l'on put espérer la résolution. Mais la malade quitta l'hôpital (1).

B. — *Suppuration.* — La terminaison de l'ovarite par suppuration n'est pas très-commune; cependant la science en possède un assez grand nombre d'exemples qui se multiplieront sans aucun doute, à mesure que cette phlegmasie sera mieux connue de tous les médecins.

Mais, de ce que l'on trouve dans un sac formé aux dépens de l'ovaire ou de la trompe, une quantité plus ou moins considérable de liquide purulent, il ne faudrait pas en inférer de toute nécessité qu'il y a eu primitivement une inflammation aiguë de l'ovaire, une ovarite; car il peut se faire, et il est arrivé souvent, que des kystes hydropiques des ovaires, par exemple, sont devenus le siége de phénomènes inflammatoires dans leur tunique interne, et ont ainsi modifié le fluide qu'ils sécrètent, de telle manière que ce dernier offrait le caractère propre au pus; dans ces sortes de cas, ce n'est pas le tissu propre des ovaires qui s'était enflammé, mais bien

(1) M. Churchill, *The Dublin Journal*, etc. sept. 1843; septième observation, pag. 8.

simplement, la membrane interne du kyste en lequel l'organe était transformé. Tel est, pour nous, ce cas que l'on trouve consigné dans le *North-American and. surg. Journal* (1826), et dans lequel nous lisons que l'autopsie d'une femme qui avait été supposée hydropique, montra l'ovaire pesant huit kilogrammes et demi et contenant vingt pintes de pus. Tels sont encore les cas rapportés par Bonnet (1), Morgagny, Wepfer, Lieutaud, Portal, etc.

Les caractères anatomiques des abcès des ovaires ont été décrits ci-dessus; il reste à déterminer quelle voie le pus va se frayer pour s'échapper au dehors; car aucun fait ne prouve qu'il puisse être résorbé et rentrer dans le torrent circulatoire. Ici se présentent deux cas : ou bien la poche purulente développée dans l'ovaire, reste libre; ou bien elle contracte des adhérences avec les parties circonvoisines.

Dans le premier cas, le pus, après avoir perforé les parois qui le circonscrivent, tombera nécessairement dans la cavité séreuse de l'abdomen, et produira une péritonite mortelle.

En voici deux exemples, auxquels on joindra encore les faits rapportés par MM. Seymour, Dupuytren, Négrier et Velpeau.

Une femme entre à l'Hôtel-Dieu, le 10 juin 1835, salle Saint-Lazare, dans le service de M. Chomel; présentant pour symp-

(1) *Sepulchretum*, t. II, lib. III, sect. 21, obs. LXXVII. — Fœmina 56 annorum in nosodochio per sesquiannum ascite laborans cum gravitate et tumore duro ad regionem uteri; hæc, per hydragoga sæpè allievata, tandem talis cessit; abdomine aperto effluxerunt circiter 40 mensuræ aquæ sat limpidæ, viscera erant flaccida, testiculus dexter tantæ magnitudinis, ut caput infantis æquaverat; sectus, ingentem copiam puris exhibuit.

tômes, du malaise, de la fièvre, des étourdissements, de la céphalalgie, et des douleurs abdominales. Ces symptômes persistent pendant quinze jours; alors, douleur subite, très-aiguë, dans la région ombilicale, frissons, cris, gémissements, dévoiement, altération profonde des traits, et mort quelques jours après. A l'autopsie, on trouve du pus dans la cavité abdominale et des fausses membranes sur les intestins, qui ne présentent aucune perforation, et dont la surface interne n'offre qu'une légère ulcération d'une plaque de Peyer. Les ovaires, inégaux et rugueux, présentaient des perforations, des cavités remplies de pus; la plus grande était de capacité à contenir une noisette; le col de l'utérus était un peu développé et framboisé (1).

— Une jeune femme de dix-sept ans vint dans l'automne de l'année 1823, à l'hôpital de Guy, se confier aux soins du docteur Bright. Elle était considérablement émaciée, avec un pouls faible, vif, la langue rouge, sèche; il y avait de la diarrhée, des vomissements continuels, absence des menstrues, etc. Au bout de deux mois de séjour à l'hôpital, il survint tout à coup une douleur vive dans l'abdomen, et la malade succomba en quelques heures. L'autopsie démontra que la mort avait été produite par l'épanchement, dans le péritoine, d'une grande quantité de matière purulente provenant d'un abcès de l'ovaire droit qui s'était rompu. Cet abcès était dû à la suppuration du tissu même de l'ovaire, et ressemblait, sous tous les rapports, à l'abcès phelgmoneux des autres parties du corps (2).

Mais si l'ovaire suppuré a contracté des adhérences avec une ou plusieurs des parties circonvoisines, avec le pavillon de la trompe, le rectum, le colon iliaque, la vessie, l'utérus, etc., il se développe alors, dans la majorité des cas, un travail ulcératif dans le point d'adhérence; les enveloppes de l'abcès se perforent, et alors le pus est versé dans l'un des organes creux que nous venons de mentionner.

(1) M. Piorry, *Bulletin clinique*, t. I, pag. 108.
(2) *Cyclopedia of practic. med.*, t. III, pag. 228, année 1834.

On a vu des abcès de l'ovaire s'ouvrir de cette manière :

1° *Dans le rectum.* — C'est, sans contredit, le cas le plus commun. M. Montault en rapporte deux exemples :

— Une fille de vingt-quatre ans, couturière, entra à l'Hôtel-Dieu vers la fin du mois de juin 1829. Amaigrissement général; bouche pâteuse, amère; léger épanchement abdominal, tuméfaction dans la région du foie qui déborde les dernières côtes; tumeur du volume du poing dans la fosse iliaque gauche, douloureuse surtout par la pression; aménorrhée; urines contenant une matière blanchâtre qui se dissout facilement et paraît être du pus; selles semi-liquides, contenant du *pus en nature bien formé;* la matrice est revenue sur elle-même; le toucher vaginal démontre que la tumeur de la fosse iliaque est liée avec la matrice. Cette femme apprit que la délivrance (qui datait de trois mois) avait été faite rapidement et avec force. Elle sortit de l'hôpital non guérie et du pus s'écoulant toujours par les selles.

— Une autre femme de vingt-six ans, belle, grande, forte, d'un tempérament nervoso-sanguin, fut prise, treize jours après un accouchement naturel, d'une péritonite dont elle guérit; mais s'étant exposée au froid humide, il survint une phlegmasia alba dolens, à laquelle succéda une tumeur dans la fosse iliaque gauche, du volume d'un gros œuf de poule. Peu de jours après l'apparition de cette tumeur, on découvrit dans les selles une notable quantité de pus de bonne nature. Pendant l'espace de deux mois cette excrétion de pus se supprima et reparut un grand nombre de fois (1).

M. Nauche (2), madame Boivin (3), Dupuytren, M. F. Churchill, etc., ont consigné des faits semblables, et je dois à l'obligeance de mon très-respectable confrère M. le docteur Peudefer, un exemple de cette terminai-

(1) *Journ. hebd. de méd.*, t. I, pag. 416 et *seq.*, 1834.
(2) *Des maladies propres aux femmes*, pag. 260.
(3) *Maladies de l'utérus*, t. II, pag. 578.

son de l'ovarite, dont je vais transcrire ici les détails tels que ce praticien me les a communiqués.

Madame H...., âgée maintenant de trente et quelques années, tempérament bilioso-sanguin, d'une bonne constitution, devint mère pour la première fois le 15 février 1833 ; l'accouchement, ainsi que la délivrance, n'offrirent rien de particulier, mais un mois après, la perte de son enfant lui causa une suppression des lochies, suivie de pertes légères, lesquelles n'eurent pas de suites fâcheuses.

Le 25 janvier 1840, névralgie faciale et frontale, malaise générale. Le 26, la névralgie a disparu; symptômes bien caractérisés d'une *néphrite double* très-intense, qui céda après une quinzaine de jours de traitement; la convalescence fut assez longue.

Depuis cette époque, madame H.... jouissait d'une bonne santé, lorsque pendant la nuit du 19 septembre 1840, brusquement et sans cause appréciable, elle fut prise de vomissements violents avec sensibilité extrême de tout l'abdomen. Vingt-quatre heures après, le calme était rétabli.

Pendant la nuit du 15 mars 1841, même accident dont il ne reste aucune trace le lendemain; point de diarrhée dans l'un et l'autre cas.

Quelques indispositions sans conséquence; quelques pertes légères aux mois de mai et d'août 1835; un peu de sensibilité et d'engorgement dans les vaisseaux lymphatiques qui se dirigent du sein gauche vers l'aisselle (affection qui date de plusieurs années, et qui dure encore), tels sont en peu de mots, depuis 1827, les dérangements de santé qui ont précédé la maladie qui fait le sujet de cette observation.

Vers la fin de janvier 1842, phlegmon très-douloureux dans l'épaisseur de la grande lèvre gauche (quoiqu'elle n'ait pas eu ses règles depuis quatre ou cinq mois, madame H.... affirme n'être pas enceinte; du reste elle ne ressent aucune incommodité de ce dérangement de la menstruation). Le 8 février, ce phlegmon est ouvert avec la lancette ; prompte guérison.

Le 3 mars, vomissements fréquents, fièvre et grand abattement. En palpant le ventre, on développe une sensibilité assez vive dans l'hypocondre gauche; elle est moindre à l'hypogastre ; le reste de l'abdomen est normal.

4 mars. — Vingt-cinq sangsues à l'hypogastre; pas de soulagement.

8. — Douleur obtuse dans les reins et dans les cuisses; urines normales.

10 mars. — La sensibilité est plutôt augmentée que diminuée, surtout à gauche; fièvre, vomissements de temps à autre. — Douze sangsues à l'anus.

12 mars. — Douleurs très-vives dans la région hypogastrique, accompagnées de beaucoup d'anxiété; elles reviennent à des intervalles assez rapprochés, et ressemblent à celles produites par les contractions utérines pendant l'accouchement; leur durée est de quelques minutes; lorsqu'elles cessent, la position est supportable. La malade, malgré son excessive répugnance, consent à se laisser toucher; le col est très-abaissé, non ouvert, même pendant les douleurs; en arrière et à gauche, dans l'espèce de cul-de-sac que forme son union avec le vagin, on sent une tumeur arrondie, résistante, grosse comme la moitié d'un petit œuf de poule; la membrane muqueuse du vagin qui la recouvre, lisse et tendue, est très-sensible au toucher; elle fait éprouver une sensation comparable à celle que produit la surface fœtale du placenta.

13, 14 et 15 mars. — Même état; seulement les douleurs augmentent tous les jours d'intensité. En pressant avec assez de force sur le ventre, on ne sent aucune tumeur à gauche; le toucher anal n'a pas été pratiqué, et le toucher vaginal n'a pas été renouvelé par le motif énoncé ci-dessus.

16 mars. — Vers les cinq ou six heures du matin, au milieu des plus vives douleurs, la malade éprouve comme un besoin d'aller à la garde-robe, et rend spontanément, par le rectum, une chopine environ d'un pus séreux, présentant çà et là quelques flocons grumeleux et de petites stries sanguinolentes; plus, une très-petite quantité de matières fécales demi-solides, sans odeur particulière. Soulagement immédiat; un calme parfait succède à des douleurs intolérables, absolument comme cela a lieu après la parturition.

17 mars. — Il faut presser assez fortement dans la région hypogastrique gauche pour développer une sensibilité légère et obtuse.

18. — La malade se sent tellement bien, que je la trouve levée au moment de ma visite; je la fais recoucher de suite par mesure de précaution, et je lui conseille de garder le lit pendant au moins une huitaine de jours.

Le rétablissement est complet dans les premiers jours d'avril; depuis, les règles sont revenues comme à l'ordinaire; mais les vaisseaux lymphatiques du sein gauche sont toujours un peu sensibles et engorgés.

*Réflexions.* — Dans cette intéressante observation, il y a eu rupture d'une poche purulente, et *versement* du produit dans le canal intestinal; — je ne crois pas que l'on puisse concevoir aucun doute à ce sujet. De plus, ce pus provenait d'une tumeur phlegmoneuse développée dans l'excavation du petit bassin, immédiatement au-dessus du point d'insertion du vagin avec le col de la matrice; — c'est ce que démontre la présence, dans cet endroit, d'une tumeur arrondie, résistante, lisse, tendue, très-sensible à la pression immédiate, et à celle pratiquée à travers les parois abdominales, dans la région hypogastrique latérale gauche, laquelle tumeur ne suscita presque plus de douleur immédiatement après l'excrétion du pus par les selles. Enfin, la partie du canal intestinal qui a fourni une voie à la matière purulente, ç'a été le rectum, puisque la tumeur était située dans un des points de la longueur de cet intestin, et non ailleurs.

Mais il reste à déterminer le siége précis de la maladie, l'organe affecté, le point, enfin, du petit bassin où le pus avait été sécrété. Or, les symptômes observés chez madame H... sont trop bien caractérisés pour que l'on ne voie pas, dans ce cas, une inflammation de l'ovaire, une ovarite passée à l'état de suppuration, et s'étant fait jour par le rectum. Il est vrai que le moyen explorateur le plus important pour parvenir à un diagnostic presque infaillible de cette phlegmasie, — le toucher rectal,—n'a pas été pratiqué, pour des raisons que tout médecin qui exerce en ville comprendra facilement; mais encore, et malgré l'absence des signes fournis par l'introduction du doigt dans le rectum, il n'est pas permis, je crois, de mettre en doute ici l'existence d'un abcès dans l'ovaire, ou au moins dans le ligament large.

Les symptômes auxquels nous faisons allusion sont : la sensibilité dans toute la zone inférieure de l'abdomen, mais spécialement dans la région hypogastrique latérale gauche; les douleurs dans les cuisses (nous verrons plus tard que ce symptôme est un des caractères de l'ovarite); l'absence de la menstruation, ce qui nous fait supposer que l'ovaire droit était aussi malade, mais d'une manière latente; les nausées, les vomissements spontanés, l'anxiété excessivement vive, la nature et le caractère propres des douleurs éprouvées par la malade, enfin, et surtout, la découverte, par le toucher vaginal, de la tumeur dont nous avons parlé.

Je ferai remarquer que l'absence de tout gonflement dans la région iliaque gauche ne détruit en aucune manière la supposition d'une inflammation de l'ovaire; loin de là, cette circonstance la favoriserait plutôt dans le cas qui nous occupe, ou au moins exclurait l'idée d'un abcès de la fosse iliaque. Il est très-commun, en effet, que les ovaires frappés de maladie, et après avoir acquis un poids plus considérable qu'à l'état normal, s'enfoncent dans le bas-fond du bassin, derrière la matrice, et se soustraient ainsi, quoique augmentés de volume, à l'examen par les parois abdominales.

Les douleurs intolérables que madame H.... éprouva dans le cours de son affection, et que M. le docteur Peudefer compare à celles qui résultent des contractions utérines pendant l'accouchement, peuvent s'expliquer, d'abord par la nature même du mal, par l'*emprisonnement* de la matière purulente dans la coque ferme et résistante de l'ovaire ; puis, par les sympathies immédiates qui existent entre la matrice et les ovaires ; il n'est pas invraisemblable que lorsque ces derniers organes sont malades d'une manière aiguë, la matrice se ressent secondairement de cette affection et devient vraiment le siége de vives douleurs.

Il est encore, dans l'observation précédente, quelques points curieux à noter ; je veux parler de l'engorgement des lymphatiques du sein gauche, des légères métrorrhagies, du phlegmon des grandes lèvres. L'on serait porté à répondre par l'affirmative à cette phrase que mon honorable confrère ajoute, avec un point d'interrogation, aux notes qu'il a eu l'obligeance de me communiquer.

« Ne pourrait-on pas rattacher, plus ou moins, à cette affection (l'ovarite) l'engorgement chronique des vaisseaux lymphatiques du sein gauche, les métrorrhagies légères, le phlegmon de la grande lèvre gauche, et croire que depuis l'époque de l'accouchement, il existait une *ovarite* latente, obscure, passée à l'état aigu et terminée par suppuration sous l'influence de causes inconnues ? »

2° *Les abcès de l'ovaire peuvent s'ouvrir dans la vessie.* — M. le professeur Andral a constaté cette terminaison chez une jeune femme qui avait succombé trente-sept jours après l'accouchement (1).

(1) *Précis d'Anatom. pathol.*, 1829, t. II, pag. 704.

Une dame se plaignait depuis longtemps de douleurs considérables dans la région lombaire droite, elle rendait du pus par les urines : on ne doutait pas que le rein droit ne fût en suppuration. La malade mourut : on trouva le rein dans l'état naturel; l'ovaire, du même côté, était adhérent au fond de la vessie; ce fond était percé, l'ouverture pénétrait dans l'ovaire, qui était en suppuration; le pus coulait dans la vessie (1).

3° *Directement dans l'oviducte.* — Alors, le pus suit ce dernier canal, tombe dans l'utérus, et de là, s'échappe au dehors par le vagin. Chambon de Monteaux rapporte un exemple de cette terminaison, dans les *Mémoires* de l'Académie des sciences (année 1700); moi-même j'en ai publié un cas dans le *Journal des connaissances médico-chirurgicales;* ou bien encore la matière purulente reste dans la trompe qu'elle dilate, et forme ainsi une poche purulente dont l'origine est le tissu de l'ovaire lui-même. Tel est le cas rapporté par Laumonier, dans lequel ce chirurgien extirpa complétement l'organe malade, « persuadé que les désordres de son organisation étaient irréparables (1). »

4° *Dans le vagin.* — MM. Husson, Dance et Cruveilhier en ont consigné des cas.

5° *Par le corps même de la matrice*, et définitivement par le vagin (Voy. *Bibliothèque du médecin praticien,* 1843, t. I, p. 655).

6° Il peut arriver qu'une inflammation adhésive entre les deux feuillets du péritoine, permette à l'abcès de venir proéminer au-dessous de la paroi abdominale an-

(1) MURAT, *Dict. des Sc. méd.*, t. XXXIX, pag. 17.

(2) *Mém. de la Soc. roy. de méd.*, année 1782, pag. 296.

térieure, par laquelle il pourra même trouver une issue, soit spontanément, soit artificiellement.

C'est ainsi que chez une femme âgée de vingt-quatre ans et dont les lochies se supprimèrent par suite de l'exposition au froid, peu de temps après l'accouchement, il se développa, dans la fosse iliaque, une tumeur du volume de la moitié du poing, avec œdème du membre inférieur correspondant. Cette tumeur, malgré l'emploi des antiphlogistiques, fit graduellement du progrès, au point de faire sous la peau une saillie très-prononcée. Au bout de trois semaines environ, il s'établit spontanément plusieurs petites ouvertures à travers les parois abdominales; ces ouvertures furent agrandies avec l'instrument. La malade finit par guérir au bout de trois mois et vingt jours (1).

Doublet a rapporté un fait à peu près semblable, qu'il emprunte à Ruysch (2); à la page 141, nous avons cité l'observation du docteur Robert Lee. — M. Lisfranc a consigné aussi des faits semblables (3).

7° Enfin, les abcès de l'ovaire peuvent encore se frayer une voie dans le cœcum, dans le colon iliaque, par le canal inguinal ou l'arcade crurale.

Miss G....., tempérament sanguin, eut, le 3 septembre 1826, une péritonite qui continua avec beaucoup de violence pendant trois jours, et laissa après elle une douleur profonde dans la région iliaque droite, où l'on ne découvrit point de tumeur. La douleur venait par paroxysmes et était soulagée chaque fois par une excrétion de pus par les selles. La malade finit par succomber le 1er novembre 1827. L'on trouva les ovaires convertis en une substance jaunâtre, graisseuse, contenant de la matière pu-

(1) M. Montault.

(2) Doublet, *Recherch. sur la fièvre puerpérale*, 1791, pag. 277.

(3) *Clinique de la Pitié*, t. III, pag. 682, 1843.

rulente. L'ovaire droit adhérait au cœcum, qui était perforé près de la valvule ileo-cœcale, d'une ouverture assez large pour admettre le bout du doigt, et qui établissait ainsi une communication entre l'intestin et l'ovaire malade (1).

C. — *Ramollissement.* — Indiqué seulement par Morgagny (2), le ramollissement des ovaires a été considéré pour la première fois comme une des terminaisons de l'ovarite, par M. Montault (3), puis par le docteur Ferguson de Londres (4); tandis que M. le professeur Cruveillher voit dans cette altération une affection distincte, indépendante de la phlogose ovarienne (5).

Les phénomènes morbides que l'on va lire dans les trois observations suivantes, ne me paraissent pas être autre chose qu'un ramollissement des ovaires, consécutif à une inflammation excessivement violente de ces organes, et c'est pour cette raison que je les place ici.

1er Cas. — Une femme, âgée de trente ans, enceinte pour la deuxième fois, fut prise, un mois avant terme, d'une toux fatigante, et, trois ou quatre jours avant d'accoucher, de vomissements verdâtres abondants. L'accouchement fut long et laborieux. Le lendemain, vomissements répétés, coliques, tranchées suivies de l'évacuation de quelques caillots de sang par la vulve; abdomen devenu sensible à la pression, dur et tendu à l'hypogastre, et offrant une fluctuation évidente. Mort en trente-six heures. A l'autopsie, on trouva plusieurs pintes de sérosité forte-

(1) *The Library of med.*, 1840, Londres, t. IV.

(2) Cet illustre observateur nous raconte que sur le cadavre d'une femme de trente ans, morte d'une fièvre lente, après une couche, il trouva un abcès dans l'ovaire droit, tandis que l'ovaire gauche, qui offrait un volume et une couleur à peu près ordinaires, était « mollior, « sectusque humidior, ut quasi ex gelatinâ potiùs quàm ex aliâ sub- « stantiâ, factus videri potest. » Epist. XLVI, art. 27.

(3) *Journal hebdom. de médecine*, 1834, t. I, pag. 419.

(4) *Essays on the import. Dis. of women*, 1839, in-8.

(5) *Anat. pathol.*, 13me livraison, pag. 13.

ment sanguinolente, mais sans mélange de caillots sanguins dans le péritoine, qui n'était point recouvert de fausses membranes. La cavité de la matrice, non revenue sur elle-même, présentait supérieurement, et dans une étendue égale à la paume de la main, des cotylédons sous forme de végétations noirâtres et imprégnées de sang, répondant à l'insertion du placenta. L'ovaire du côté droit avait un volume égal à celui du poing; sa couleur était noire tant en dehors qu'en dedans; sa substance ressemblait exactement à celle de la rate; la pression en faisait découler une grande quantité de sang contenu dans les vacuoles de son tissu. La trompe du même côté était, vers le milieu de sa longueur, dilatée en forme de kyste, de manière à contenir un gros œuf de poule; ce kyste, à parois lisses et minces, était rempli de sérosité sanguinolente; il n'offrait point de traces de déchirures; le pavillon de cette trompe était engorgé et pénétré de sang; l'ovaire et la trompe du côté gauche n'offraient rien de particulier (1).

2e Cas. — Une femme âgée de trente-deux ans, bien réglée, éprouve tout à coup de vives coliques qui disparaissent au bout de six heures de durée; mais, depuis ce moment, les menstrues vinrent tous les quinze ou vingt jours. Au bout de trois mois, nouvelles coliques, mais beaucoup plus vives que la première fois, et accompagnées d'accidents formidables, tels que, froid des extrémités inférieures, face décolorée, dilatation des pupilles, ventre tendu, ballonné, brûlant, extrêmement sensible à la pression dans toute son étendue, et surtout à l'hypogastre; la malade se plaignait d'un poids énorme qui l'étouffait; enfin, il survint des vomissements de mucosités, des défaillances; le pouls devint petit, concentré, filiforme, et la malade succomba. A l'autopsie, on trouva trois pintes de sang noir épanchées dans la cavité péritonéale; les intestins étaient pâles, mais sains, ainsi que l'ovaire droit et la matrice qui présentaient un volume normal. L'*ovaire gauche*, gros comme un œuf de poule, noir, enflammé, offrait une scissure profonde, de laquelle sortait, par la pression, un sang noir, en tout semblable à celui qui était épanché dans le ventre; le parenchyme de l'organe ressemblait exactement à celui de la

(1) Observation rapportée par Dance, *Archiv. gén. de méd.*, t. XXI, pag. 217.

rate. Les poumons étaient sains; le cœur mollasse, vide de sang (1).

3e Cas. — Une fille âgée de vingt-trois ans, étant devenue enceinte, fut prise, au troisième mois de sa grossesse, et sans cause connue, d'une perte abondante suivie de l'expulsion d'un fœtus. Cet avortement fut suivi de coliques et d'un écoulement de sang par la vulve. Au bout de plusieurs jours, il se forma graduellement dans le côté droit et inférieur du ventre, un gonflement dur, arrondi, mal circonscrit et douloureux à la pression, qui fit des progrès et qui finit par faire succomber la malade. A l'autopsie, on trouva un kyste naissant des parties latérales de l'ovaire droit, ayant le volume de la tête d'un enfant à terme, à parois épaisses et résistantes, tapissé extérieurement par quelques débris pseudo-membraneux, et contenant un liquide fortement coloré en rouge, mais sans caillots sanguins. Ce kyste avait refoulé vers le côté gauche du ventre les intestins grêles qui adhéraient entre eux à son pourtour. L'*ovaire* du même côté, quoique comprimé par la tumeur enkystée, avait un volume double de celui de l'état normal. Extérieurement et intérieurement, il était pénétré de sang comme s'il eût été le siége d'une forte apoplexie. D'ailleurs, la matrice était entièrement revenue sur elle-même, et ne présentait rien de particulier. La trompe et l'ovaire du côté droit étaient dans l'état normal (2).

D. — *Gangrène.* — La gangrène des ovaires a paru un sujet assez intéressant pour donner naissance à une dissertation spéciale (3) que je n'ai pas pu me procurer. Murat rapporte, d'après Bautzman, l'histoire d'une comtesse morte d'un abcès à l'ovaire; elle était devenue enceinte après vingt-deux ans de mariage. Vers les derniers mois de la grossesse, elle sentit des douleurs à l'hypocondre droit; elle accoucha heureusement, mais les lochies avaient une odeur fétide. Huit jours après ses

(1) *Journal universel des Sc. méd.*, t. XLII, pag. 363.

(2) Dance, *Archiv. gén. de méd.*, t. XXI, pag. 220.

(3) Sidren, *Casus sphaceli ovariorum*, Upsal, 1768.

couches, il se manifesta de la fièvre, une douleur vive à la région de la matrice, plus tard, le dévoiement. La malade succomba. A l'ouverture du cadavre, on trouva le péritoine intéressé et en putréfaction sur quelques points; les intestins, transparents et remplis de vent, nageaient dans du pus aqueux; la matrice dans l'état ordinaire d'une femme en couches; mais l'ovaire droit était en *pourriture*, déchiré et comme un sac du côté de la trompe de Fallope (1).

M. Seymour a consigné aussi dans son ouvrage (pag. 40), un cas de cette terminaison de la phlogose des ovaires. On peut en lire deux exemples dans le *Sepulchretum* de Théophile Bonnet (édit. de 1679, lib. III, sect. XXXIII, pag. 1330). Une femme meurt à la suite d'une fièvre puerpérale; l'utérus ne présentait aucune trace de phlegmasie, tandis que les deux ovaires étaient « réduits en un putrilage friable (2). » Il en est de même dans plusieurs des faits intéressants publiés par madame Boivin, dans un mémoire que j'ai déjà cité (*Voy.* encore *Répert. des sc. méd.*, t. XXII, pag. 574, art. *ovaires*, écrit par M. Velpeau). Kruger (*loc. cit.*, pag. 9) parle aussi de la gangrène comme étant une terminaison rare de l'ovarite.

*E.* — Ce serait ici le lieu de traiter de l'*induration* ou état chronique; mais nous aimons mieux, dans un autre mémoire, consacrer une section séparée à cette partie de l'histoire de l'inflammation des ovaires.

§ IV. — *Symptômes, diagnostic* de l'ovarite aiguë. Il faut de toute nécessité, pour tracer la symptomatologie

(1) *Dict. des Sc. méd.*, t. XXXIX, pag. 17.

(2) M. Tardieu, *Journal des Connaiss. médic.-chirurg.*, décembre 1841.

de l'ovarite, éliminer ces cas douteux devant lesquels le praticien le plus expérimenté et doué de la plus grande sagacité, se trouve dans l'impossibilité de porter un jugement, je ne dirai pas assuré, mais même offrant quelques chances de certitude. Par la nature même de leurs fonctions, par l'excitation à laquelle ils sont soumis, les ovaires sont, sans doute, très-fréquemment le siége d'un état phlogistique, dont les douleurs si vives que beaucoup de femmes éprouvent dans les flancs, dans les reins, dans les lombes, et qu'elles désignent sous le nom de *barre*, sont peut-être les symptômes; mais ici l'observation n'a rien appris sur ce sujet (M. Tanchou), et il vaut mieux attendre que d'émettre des hypothèses qui peuvent être détruites par des faits ultérieurs. Contentons-nous pour le moment de ce que l'observation clinique démontre.

Pour cette raison encore, nous ne parlerons point des craintes extraordinaires que la malade éprouve; de ses terreurs sans motif; de son caractère irascible, de sa propension à la solitude. Nous ne dirons point « qu'elle s'abandonne aux illusions d'une imagination ardente, et désire l'union sexuelle; qu'elle éprouve des extensions convulsives; que son visage et ses yeux semblent annoncer qu'elle est préoccupée de quelque chose d'important; qu'elle s'écrie, profère des paroles obscènes ou injurieuses, agite continuellement les cuisses et les jambes; que la présence d'un homme augmente l'intensité des symptômes, etc., etc. »

Voilà un ensemble de symptômes que nous n'attribuerons pas, jusqu'à plus ample information, à l'inflammation des ovaires; nous les considérons comme appartenant exclusivement à l'histoire de la nymphomanie, laquelle, ainsi que nous l'avons déjà dit, ne peut être localisée dans les organes de la reproduction chez la femme, ou du moins ne peut être considérée comme un état inflammatoire de ces glandes.

*Les ovaires frappés d'inflammation* (*aiguë*) *deviennent douloureux; ils augmentent de volume, et forment tumeur;* voilà, dans l'état actuel de la science, les trois symptômes qui, réunis à d'autres signes plus ou moins constants, plus ou moins caractéristiques, et à l'analyse des causes qui ont donné naissance à la phlegmasie, doivent guider le praticien dans son diagnostic. Ces deux symptômes, et surtout le dernier (la tumeur), étant absents, il n'est pas de *diagnostic certain* possible. Le gonflement douloureux des ovaires et la manifestation de ce gonflement par nos moyens d'exploration sont, pour l'ovarite, ce que la lapidi-mixtion est pour la néphrite calculeuse, l'albuminurie pour la maladie de Bright, etc.

C'est donc à reconnaître le siége précis de ce gonflement, et à le différencier de ceux qui peuvent se développer dans la zone inférieure du tronc, que doivent tendre principalement les efforts de l'observateur, et c'est aussi cette étude qui va nous arrêter plus particulièrement.

La tuméfaction inflammatoire des ovaires se reconnaît soit par les parois abdominales antérieures, soit par le vagin, soit par le rectum. Nous avons déjà parlé de ces sources de diagnostic dans les maladies des ovaires en général; il est nécessaire d'en faire l'application à l'ovarite en particulier.

1° Dans la majorité des cas d'inflammation avec gonflement des ovaires, l'on perçoit, en palpant les parois abdominales, dans la région hypogastrique latérale, et en suivant les règles indiquées dans cet examen, une tuméfaction quelquefois mal circonscrite, une espèce d'*empâtement,* que l'on ne peut saisir ni circonscrire avec les doigts; dans d'autres cas, l'on sent bien manifestement une *tumeur* d'un volume plus ou moins considérable, depuis un petit œuf de pigeon jusqu'à la grosseur du poing, tantôt presque immobile, tantôt, au contraire, pouvant se mouvoir dans tous les sens, mais surtout dans le sens bi-latéral. L'on peut saisir jusqu'à un certain point cette tumeur entre les doigts, on la déplace, et parfois même elle suit les mouvements imprimés au tronc, de manière à se rapprocher de la ligne médiane lorsque l'on fait tourner la malade sur le côté opposé à la phlegmasie; en la comprimant, l'on parvient aussi à l'enfoncer davantage dans l'excavation du petit bassin. Du reste, l'ovaire tuméfié est parfois tellement situé profondément qu'il faut, pour l'atteindre, déprimer fortement la paroi abdominale, et plonger, pour ainsi dire, la main dans l'excavation pelvienne. Cette tumeur est excessivement douloureuse à la pression; lorsqu'on la percute, elle rend un son mat; mais comme il pourrait se faire que des anses intestinales fussent interposées entre elle et les parois du ventre, il faut déplacer ces viscères creux par des mouvements de latéralité, de manière à ce que la percussion soit exercée immédiatement sur l'ovaire enflammé. « J'ai dans beaucoup de cas, dit le grand Frank (1), prouvé par l'expérience combien le diagnostic est facile dans l'ovarite. La malade ayant pris de l'exercice, et se tenant debout,

(1) *L'art de traiter les maladies,* 1818, t. VIII, pag. 229.

j'appuie avec le bout des doigts sur les parois du bas-ventre, et je presse avec précaution dans la région des ovaires; j'examine attentivement si pendant cette pression mon doigt va heurter contre une sorte d'induration élastique et située loin des ligaments. Mon diagnostic s'est *toujours* trouvé juste. » Le docteur Schonlein s'exprime dans des termes à peu près semblables (1).

Il faut noter ici une erreur dans laquelle on pourrait très-bien tomber si l'on n'apportait pas dans ces sortes d'investigations l'attention convenable. En effet, l'application précipitée de la main sur l'abdomen, et surtout la pression exercée avec les doigts sur cette partie, feraient contracter fortement les muscles abdominaux, et l'on éprouverait une dureté, une résistance, que l'on a quelquefois confondues avec une tumeur morbide siégeant dans le bassin ou dans les parois du ventre. Cette observation s'applique surtout aux femmes nerveuses, excitables; la force avec laquelle se contractent alors les muscles antérieurs de l'abdomen sous l'influence de l'appréhension, de l'application d'une main froide sur le ventre, et même de la simple présence du médecin, est vraiment étonnante; cette contraction est assez puissante pour repousser la main qui palpe le muscle. Il faut donc que l'observateur soit doué ici de tact, et cela dans plusieurs sens : il faut qu'il ait soin de détruire les appréhensions de sa malade, de tenir la main en contact avec l'abdomen pendant deux ou trois minutes avant d'exercer quelque pression, jusqu'à ce que les parois du ventre se soient accoutumées à ce contact et que l'ac-

(1) *Specielle Pathologic und Therapie,* Wurzbourg, 1832, B. d., pag. 460.

tion spasmodique ait cessé. Toutes ces recommandations ont plus d'importance qu'on ne serait porté à leur en accorder de prime abord, et plus d'une erreur, plus d'un faux diagnostic sont résultés immédiatement de leur négligence.

2° Au lieu de s'élever au-dessus du siége qu'il occupe à l'état normal, l'ovaire gonflé et enflammé descend quelquefois, au contraire, plus profondément dans l'excavation pelvienne ; il glisse derrière la matrice et sur ses côtés, en avant du rectum, et peut être senti ainsi par le doigt porté dans le vagin et dirigé dans le fond de ce canal, vers les parties latérales de son col. Nous avons donné un exemple bien remarquable de ce genre, et les auteurs en rapportent plusieurs autres cas ; mais, ainsi que je l'ai déjà dit, le toucher vaginal conduit assez rarement à quelques résultats positifs, quant à la découverte de l'ovaire tuméfié, parce que le bord supérieur du vagin s'insère très-bas en arrière sur le col de la matrice, et que le doigt de l'observateur ne peut explorer, chez la plupart des femmes, qu'une partie très-limitée de la face postérieure de l'utérus. Une manœuvre bien efficace pour rendre l'ovaire plus accessible au toucher vaginal, consiste à faire marcher la malade immédiatement avant l'exploration, de pratiquer celle-ci la femme étant debout ou sur les genoux, et de comprimer en même temps la région hypogastrique latérale, afin de pousser l'organe malade le plus bas que possible.

3° Enfin, si la maladie n'a pu être découverte ni par la palpation abdominale, ni par le vagin, l'on a recours au toucher anal sur lequel nous avons assez insisté précédemment pour qu'il soit inutile d'y revenir ici.

Après s'être ainsi convaincu de l'existence de quelque

tuméfaction anormale, il reste à déterminer son siége précis, l'organe affecté. Ici, l'on est puissamment aidé par les symptômes rationnels de l'ovarite; mais en supposant même ces derniers absents, l'on peut encore établir un diagnostic presque toujours certain. Pour parvenir à ce résultat il faut procéder par voie d'exclusion, et c'est ce que nous allons faire en passant en revue les tumeurs anormales qui peuvent être confondues avec un gonflement inflammatoire de l'ovaire, et en établissant les caractères à l'aide desquels on les distinguera de cette dernière affection.

Les tumeurs phlegmoneuses développées dans les parois mêmes de l'abdomen, soit dans l'interstice des muscles, soit dans le tissu cellulaire sous-péritonéal, les abcès de la fosse iliaque, le psoïtis terminé par suppuration, telles sont les maladies que l'on pourrait confondre avec une tumeur inflammatoire siégeant dans l'ovaire ou dans l'épaisseur du ligament large, et auxquelles il faut joindre encore l'accumulation de matières fécales endurcies dans le gros intestin.

Rien de plus facile que de distinguer l'ovarite de la distension mécanique du cœcum, du colon ou du rectum : il suffit de débarrasser le tube intestinal des matières qui l'obstruent, soit par un lavement laxatif, soit par un purgatif pris par la bouche. Cette médication ne produit-elle point de selles, ou bien, des garde-robes ayant eu lieu, la tumeur pelvienne ne disparaît-elle point? Il est évident que l'on n'a point affaire à une simple constipation. Ajoutez à cela les circonstances concomitantes de la maladie, les commémoratifs, l'existence des autres symptômes propres à l'ovarite, et l'on peut assurer que dans tous les cas il ne peut y avoir, sous ce rapport, d'erreur possible.

Les abcès des parois abdominales antérieures, dont la chirurgie s'est tant occupée, possèdent des caractères propres qui les distinguent essentiellement des tumeurs siégeant dans la cavité même de l'abdomen. Outre ceux que nous avons déjà indiqués, ces abcès sont plus superficiels, ils ne glissent point sous les parois du ventre, mais font *corps* avec elles, ainsi qu'on peut s'en assurer en appliquant la paume des mains sur le siége du gonflement, et en exerçant des mouvements latéraux de va et vient; ou bien encore, l'on peut faire mettre la malade sur les mains et les genoux : si l'on applique alors la main sur la tumeur, l'on s'apercevra bientôt, lorsque cette dernière ne s'est pas développée dans l'épaisseur même des parois du ventre, que non-seulement la peau, mais encore toute l'épaisseur du plan musculaire, peuvent être mues sur la tumeur, et ne sont pas évidemment liées avec elle. Il est cependant un cas dans lequel le diagnostic serait rendu plus difficile; ce serait lorsque la tumeur ovarienne a contracté des adhérences avec la paroi abdominale antérieure; mais, encore ici, nous aurions la profondeur de la tumeur, les phénomènes sympathiques engendrés par l'ovarite, le toucher vaginal, le toucher rectal qui viendraient au secours de l'observateur, et s'opposeraient à toute espèce d'erreur.

Il n'est pas possible non plus de confondre une tuméfaction de l'ovaire avec des abcès développés soit dans l'interstice des fibres du psoas (psoïtis), soit dans la fosse iliaque, que ces abcès soient, du reste, idiopathiques ou par congestion. Dans ces deux affections, en effet, la malade met tous ses soins, pour ainsi dire, à tenir le membre fléchi sur le bassin, et si l'inflammation est un peu vive, les efforts que l'on fera pour étendre la cuisse, occasionneront de la douleur ; la position verticale est à peine supportable, et si la patiente vient à heurter, même légèrement, son pied contre un obstacle quelconque, les douleurs augmentent. Ces dernières sont souvent aussi rapportées au genou, et la maladie pourrait être alors prise pour une affection de l'articulation elle-même. Dans l'inflammation des ovaires, au contraire, quoiqu'il y ait au moins une égale tension et de la dureté dans la tumeur, la patiente prend une position comparativement indifférente, et elle étend la cuisse quand on le lui dit, ou même elle conserve le membre inférieur dans l'extension, sans, pour cela, que les douleurs augmentent d'intensité.

Outre ces caractères positifs ou immédiats de l'inflammation de l'ovaire, il en est d'autres, rationnels ou généraux, qui servent à faire reconnaître cette phlegmasie, et que nous allons tâcher d'esquisser. Le livre du docteur Sobernheim (1) va nous fournir de nombreux matériaux.

Ces symptômes sont :

1° De la douleur au-dessus du pubis, entre la matrice et les flancs, dans la région des ovaires. Cette douleur affecte plus particulièrement une des fosses iliaques, et s'étend, de là, à travers la région lombaire, au fondement et aux cuisses, parties dans lesquelles les malades éprouvent des pesanteurs (R. Lee) ; elle est lancinante,

(1) *Praktische Diagnostik der Innern krankheiten mit vorzüglicher Rücksicht auf pathologische Anatomie ; von J. F. Sobernheim*, Berlin, 1837, in-8, pag. 236 *et seq.*

augmente par la pression exercée sur la partie souffrante, au point de faire éprouver à la malade une secousse générale (Lovenhardt, p. 306). C'est ce qui arrive si l'on pince entre les doigts les parois abdominales enflammées, comme elles le deviennent si facilement dans les exsudations séreuses et lymphatiques, et les adhérences morbides qui s'y forment dans l'ovarite puerpérale. La douleur peut être gravative et siéger profondément dans le bassin; elle peut être encore pulsative, si la partie parenchymateuse des ovaires est souffrante, comme dans la suppuration, les abcès, les indurations qui surviennent dans l'ovarite parenchymateuse (Sobernheim). Suivant Clarus (1), si l'on exerce une compression avec la face palmaire de la main sur l'hypogastre et sur les cuisses, et qu'on voie les muscles de la face de la malade se contracter, les cuisses éprouver des mouvements convulsifs, on peut reconnaître une affection inflammatoire des ovaires.

2° Les parties génitales externes sont le siége d'une caloricité anormale, sensible aussi bien pour la malade que pour le médecin qui introduit son doigt dans le vagin; le museau de tanche est souvent douloureux à la simple pression; les urines, émises parfois avec difficulté et douleur, ne sont pas ordinairement modifiées dans leurs caractères physiques et chimiques; cependant, on les a vues rouges, fortement chargées d'acide urique. Un symptôme très-fréquent, c'est le désir presque continuel d'uriner, bien que la vessie soit à peu près vide, ce qui indique que la poche urinaire parti-

(1) *Annalen klinisch. Instit. zu* Leipz., Bd. 1, abdth. 2, pag. 194, 1812.

cipe à la phlogose de l'ovaire, ou au moins est irritée par le voisinage de l'organe enflammé. On explique aussi, de cette manière, les pesanteurs, la tension que la malade éprouve à l'anus, les envies d'aller à la garde-robe sans résultats, et la constriction dont le rectum est le siége.

3° Dans les trois cas d'ovarite bien aiguë que j'ai observés, il y avait céphalalgie, injection de la face, bouffissure des joues, chaleur à la peau, qui était cependant moite, langue pâteuse, amertume de la bouche, anxiété générale, tous les symptômes, enfin, d'une réaction constitutionnelle très-prononcée. Le pouls était fort, développé, la respiration accélérée, et, chez une malade, je comptai vingt-deux inspirations à la minute.

La maladie qui peut être le plus facilement confondue avec l'ovarite aiguë, c'est, sans contredit, l'inflammation de l'utérus, l'hystérite ; et même, j'ajouterai que, dans les cas où l'ovaire phlogosé n'est pas assez augmenté de volume pour devenir accessible à nos moyens d'exploration, le diagnostic différentiel est entouré de la plus grande obscurité, d'autant plus que, fréquemment, les deux phlegmasies existent simultanément et confondent leurs symptômes d'une manière presque inextricable. Il est bien évident, pour moi, qu'un grand nombre de cas de prétendues métrites consignés dans les auteurs et dans les revues périodiques, ne sont, en réalité, que des exemples de phlogose siégeant soit dans les ovaires, soit dans les ligaments larges, soit dans les trompes, soit, enfin, dans toutes ces parties à la fois. Je n'en citerai qu'un exemple très-curieux, qui a, par-dessus toutes choses, le mérite d'avoir été observé par un homme véritablement médecin, et dont l'histoire bien détaillée est un véritable modèle pour la manière avec laquelle elle est rédigée. Je ne puis, malheureusement, en donner ici qu'un abrégé.

Une femme âgée de 27 ans, d'une constitution vigoureuse, et enceinte pour la seconde fois, était arrivée sans aucune espèce d'incommodité à la fin du neuvième mois de la gestation. Un officier de santé qui assista cette femme dans son accouchement, impatienté de voir le travail se prolonger pendant longtemps, voulut le terminer d'une manière artificielle, et pour cela, il exerça des manœuvres d'une imprudence, on peut dire même d'une brutalité inqualifiable. La délivrance ne tarda pas à être suivie des symptômes d'une métrite intense : frissons, douleurs à l'hypogastre, accompagnées de chaleur et de pesanteur augmentant par la pression; fièvre violente, peau brûlante; incontinence d'urine; constipation opiniâtre, suivie de diarrhée.

Du huitième au dixième jour, la douleur hypogastrique diminua peu à peu, finit par disparaître totalement pour être remplacée par une autre douleur beaucoup plus aiguë, exaspérée par la pression la plus légère et dont *le siége occupait la région cæcale*. L'apparition de cette nouvelle douleur fut précédée de quelques frissons, auxquels succédèrent successivement une grande chaleur à la peau, des nausées et quelques vomissements. Bientôt le ventre se distendit et acquit une grande dureté dans toute la partie droite de l'hypogastre. C'est à cette époque, et vingt jours environ après l'accouchement, que M. le docteur Seurre fut appelé : ce médecin découvrit, outre un grand nombre de symptômes qu'il serait trop long de transcrire ici, *une tumeur considérable, froide, lancinante, très-sensible au toucher et située dans la fosse iliaque droite;* son plus grand diamètre se trouvait dans la direction de la trompe de Fallope; la douleur avait cela de particulier qu'elle augmentait par la pression la plus légère, par les mouvements, les vomissements, la toux et l'émission des urines. On prescrit les délayants à l'intérieur et les frictions mercurielles sur la tumeur. Le treizième jour de ce traitement, la malade fut prise tout à coup de violentes coliques et d'envies de vomir qui furent presque aussitôt suivies d'une selle très-copieuse; en moins d'une heure, quatre autres selles eurent lieu, pour le moins aussi abondantes que la première, mais que M. Seurre ne put examiner. Ces évacuations furent suivies d'un soulagement marqué et d'une diminution de la tumeur qui avait même disparu le lendemain.

Au bout de quatre jours, l'intumescence du ventre reparaît et revient à son premier état; elle est bientôt suivie d'une selle beaucoup plus consistante que les précédentes et composée de *pus mêlé à un peu de sang*. Immédiatement après, diminution notable du volume de la tumeur.

Les jours suivants, nouveau développement de la tumeur; amincissement de la paroi abdominale, un peu au-dessus de l'anneau inguinal du côté droit; ouverture spontanée en cet endroit, qui donne issue à une grande quantité de sérosité purulente, au milieu de laquelle sont suspendus de nombreux flocons albumineux. Le ventre reprend aussitôt sa forme habituelle; soulagement immédiat.

Enfin, la malade paraissait en voie de guérison, la plaie de l'abdomen était presque complétement oblitérée, les forces commençaient à revenir, lorsque de nouvelles douleurs se font sentir dans le bas-ventre, à droite; elles annoncent la formation d'un second abcès, du volume d'une noix, qui se place un peu au-dessus du premier. Le quatrième jour, cette seconde tumeur s'ouvre spontanément et fournit environ un demi-verre de sérosité purulente.

Au bout de onze jours, et un mois et demi après l'accouchement, la guérison était complète (1).

Voilà, selon nous, un bel exemple de l'ovarite puerpérale terminée par suppuration. Il y a eu en premier lieu, chez cette malade, inflammation de l'utérus; les ovaires ont été intéressés secondairement; celui du côté droit, converti en plusieurs poches purulentes, a contracté des adhérences avec les parois abdominales antérieures, ainsi qu'avec le gros intestin; une de ces poches s'est rompue d'abord dans le colon iliaque, puis

(1) *Journal des Connaiss. méd.-chirurg.*, mai 1836, pag. 455.

successivement d'autres collections morbides se sont fait jour au dehors, en ulcérant à diverses reprises les parois du ventre.

Dans la métrite, la douleur est plus centrale que lorsque c'est l'ovaire qui est phlogosé; elle est généralement pongitive ou lancinante, et n'envoie point ces irradiations si remarquables dans l'ovarite; elle siége au-dessus du pubis, où l'on sent, avec la main, la matrice enflammée sous la forme d'une tumeur, que l'on reconnaît bientôt pour l'utérus, en introduisant le doigt dans le vagin, et en pressant en même temps sur la région hypogastrique. Dans l'ovarite la tumeur siége au contraire sur les côtés du pubis, dans la région iliaque : elle n'est le plus souvent douloureuse qu'à la pression; les touchers vaginal et rectal déterminent le siége qu'elle occupe; il y a vomissements, nausées, chaleur à la peau, douleurs dans les cuisses, pesanteurs dans les aines, ordinairement de la constipation, etc.

*Pronostic de l'ovarite aiguë.* — Il peut être formulé d'une manière générale, dans les termes suivants : reconnue et combattue à temps, l'ovarite aiguë, se termine dans la majorité des cas par la résolution, et offre peu de gravité; méconnue et abandonnée à elle-même, cette phlegmasie se termine fréquemment par la suppuration, voire même par la mortification, et constitue alors une affection très-grave. Cependant, les ressources médicatrices de la nature sont telles, que, même dans ces cas, la maladie se termine favorablement en suivant une série de phénomènes dont nous avons donné des exemples; on a vu des cas où la phlogose ovarienne a suivi une marche excessivement rapide, de manière à produire une terminaison fatale dans l'espace de deux ou trois jours; mais ces exemples ne sont qu'exceptionnels, et ne doivent point entrer dans le pronostic général de la phlegmasie. Généralement parlant, l'ovarite puerpérale est beaucoup plus grave que l'ovarite idiopathique, surtout si elle est compliquée de métrite ou de métro-péritonite amenées par une influence épidémique.

*Traitement.* — L'ovarite aiguë demande à être traitée, dès son début, par des moyens antiphlogistiques très-énergiques. Par là, on évitera deux choses : 1° les conséquences funestes que l'inflammation de l'ovaire amène souvent par elle-même; 2° le développement de ces affections chroniques, spécifiques de l'ovaire, que l'on rencontre si fréquemment dans la pratique, qui offrent une résistance presque invincible à toute espèce de traitement médical proprement dit, et qui ont sans doute pour origine immédiate un travail inflammatoire, développé dans les appendices utérins.

L'ovarite aiguë ne se développant, dans la généralité des cas, que chez les femmes d'une constitution sanguine, ou, au moins, présentant les phénomènes d'une pléthore *relative* bien marquée, la saignée générale est presque toujours indiquée. Une saignée du bras, de quatre cents à cinq cents grammes, que l'on répète, même plusieurs fois, selon les forces du sujet et l'intensité des accidents généraux et locaux, procure des bienfaits presque immédiats : elle diminue la céphalalgie, ralentit le pouls en même temps qu'elle lui ôte de sa force et de sa plénitude, et donne moins de prise à la cause excitante de la phlogose locale. On fait suivre la déplétion générale d'une ou plusieurs applications de sangsues, soit dans la région iliaque du côté malade, soit à la partie supérieure et interne des cuisses, soit enfin aux grandes lèvres elles-mêmes si l'on a pour but de dégorger plus promptement les parties génitales externes. A ces moyens, on ajoute les fomentations chaudes sur l'hypogastre, les pédiluves irritants et les boissons adoucissantes, émulsionnées, acidules, etc., ainsi que les bains de siége et des injections émollientes dans le vagin. La diète est de rigueur. M. Lisfranc recommande avec instance l'usage de l'onguent mercuriel double, suivant la formule de M. Serres d'Uzès, c'est-à-dire à la dose d'un kilogramme (deux livres), dans l'espace de quarante-huit heures : on en étend une couche de deux lignes d'épaisseur sur les parois inférieures du ventre; deux heures après, on en met une seconde couche sans enlever la première, et ainsi de suite jusqu'à la consommation de la dose indiquée.

Le calomel est l'un des médicaments dans lesquels on peut avoir le plus de confiance, pour la cure de l'inflammation de l'ovaire, tant par les garde-robes qu'il procure, que par son action spéciale, *sui generis, spécifique*, si l'on veut, dans cette affection, comme dans beaucoup d'autres cas. On a vu, dans quelques-unes des observations précédentes, combien cet agent a produit d'heureux résultats, et il est recommandé par tous les praticiens les plus expérimentés. On le prescrit à la dose de dix, quinze, vingt, et même vingt-cinq centigrammes toutes les quatre heures, en ayant soin d'observer attentivement l'état des gencives, et de cesser son administration si ces dernières viennent à s'enflammer.

Enfin, il est quelquefois nécessaire d'avoir recours aux laxatifs, végétaux ou minéraux, et donnés soit par la bouche, soit en lavements. Ce dernier mode d'administration suffit dans la généralité des cas, et il a l'avantage de débarrasser immédiatement et promptement le gros intestin des matières qui l'obstruent, et qui, ainsi qu'on l'a vu précédemment, sont probablement une des causes excitantes ou déterminantes de la phlogose ovarienne.

Si, malgré l'emploi sagement dirigé de tous ces moyens, l'inflammation ne cède pas, s'il se manifeste des symptômes de suppuration, quelle conduite doit-on tenir? Écoutons, à ce sujet, les paroles de M. Churchill, de Dublin :

« Le but du médecin, dans ce cas, doit tendre à provoquer cette suppuration au moyen des fomentations et des cataplasmes appliqués constamment sur la partie malade.

« La formation du pus est, quelquefois, indiquée par des frissons; mais, dans plusieurs cas, ce n'est que par le toucher que l'on peut reconnaître cette circonstance. Je ne puis trop vous faire sentir l'avantage qu'il y a d'ouvrir l'abcès, lorsque cela est possible, et de forcer ainsi la matière à suivre la route qu'il vous plaît, au lieu de laisser l'abcès se rompre de lui-même, et s'ouvrir dans quelque région dangereuse.

« Les parois abdominales, puis le vagin, voilà les meilleurs points pour l'ouverture de l'abcès (1). Si, par

(1) Dans son article *Ovarite, du Dict. de méd. et de chirurgie-pratique,* M. MARTIN-SOLON, nous rapporte le cas d'une femme admise à l'hôpital Beaujon, et chez laquelle, un abcès de l'ovaire vint proéminer entre le col de l'utérus et la paroi vaginale. Nous nous disposions, dit ce judicieux médecin, à plonger le bistouri dans la tumeur, lorsque celle-ci se rompit d'elle-même, et laissa échapper de la matière purulente.

suite de la situation trop élevée ou de la mobilité de la tumeur, l'on craint, en ouvrant cette dernière, que la matière ne vienne s'épancher dans la cavité péritonéale, on peut alors adopter la méthode employée, avec tant de succès, par le docteur Graves, dans les abcès du foie, — c'est-à-dire, inciser une portion seulement de l'épaisseur des parois abdominales, et appliquer ensuite des cataplasmes de farine de lin : il est presque certain que la matière finira par s'échapper à travers cette plaie artificielle.

« L'abcès s'ouvre-t-il spontanément, il faut s'opposer, autant que possible, aux conséquences plus ou moins fâcheuses qui peuvent en résulter ; mais que la tumeur s'ouvre spontanément ou qu'on donne accès au liquide par l'instrument tranchant, il faut s'efforcer de vider le sac, et de livrer une libre issue à la matière à mesure qu'elle se forme : par ce moyen, on évitera la prolongation de la maladie et toutes les incommodités d'un trajet fistuleux.

« Lorsque la matière a été bien évacuée, le régime doit être substantiel, et l'on permettra à la malade un peu de vin ou de porter (1). »

(1) F. Churchill, dans *The Dublin Journal of medical Sciences*, sept. 1845.

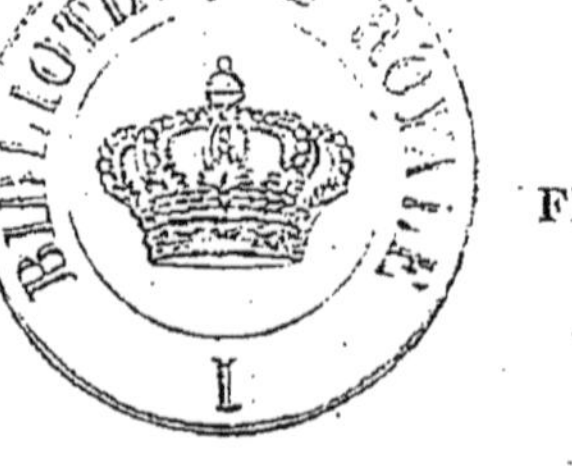


FIN.

www.ingramcontent.com/pod-product-compliance
Ingram Content Group UK Ltd.
Pitfield, Milton Keynes, MK11 3LW, UK
UKHW020123200726
13856UKWH00002B/692